백세시대 뇌건강을 위한 꽃 컬러링북

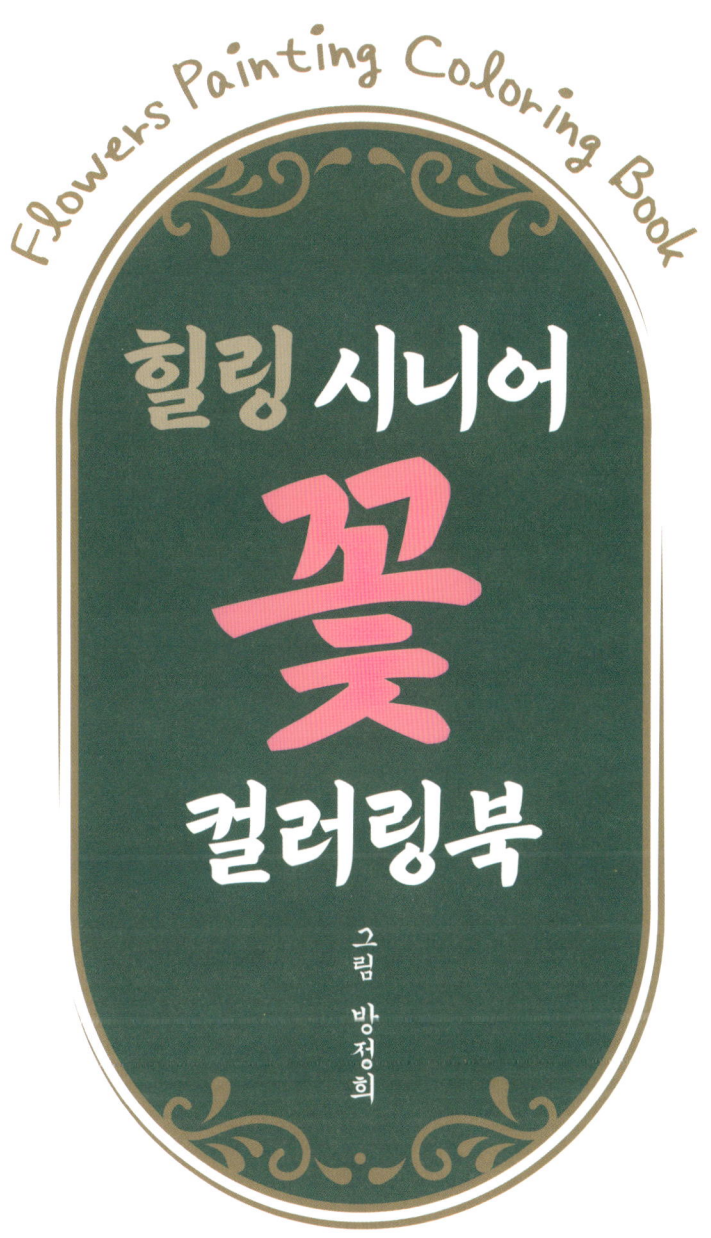

Flowers Painting Coloring Book

힐링 시니어 꽃 컬러링북

그림 방정희

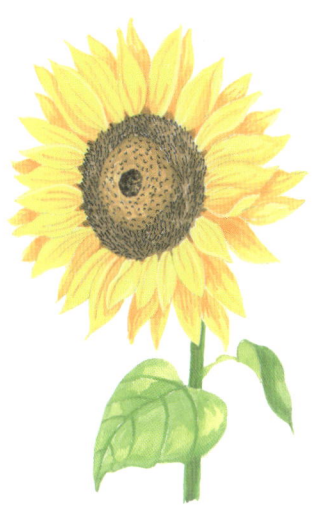

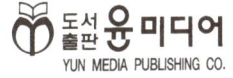

도서출판 윤미디어
YUN MEDIA PUBLISHING CO.

책머리에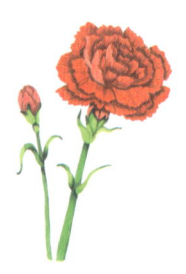

다채로운 색채가 주는 화려한 아름다움과 보면서 즐거움과 행복을 느끼며 많은 분들이 좋아하시는 힐링 그림을 마음가는대로 칠하고 즐기시면 됩니다.

초보자들도 쉽게 따라 그릴 수 있으며, 그림이 화사하고 정갈해 모든 연령대에서 환영받고 있는 컬러링북으로 휴식과 여유를 즐기세요. 100세 시대 노후의 삶을 더 행복하고 활기차게 보내고자 하는 분들이 이런 그림을 그릴 수 있다면 더없이 기쁜일이 아닐 수 없지요.

색칠을 하면서 집중력을 높이고 인지능력을 향상시켜 치매 예방을 돕는 것으로 알려져 있습니다.
근육을 계속 사용해야 하는 채색 작업은 신체적인 기능을 높여

주고, 그림을 그리며 따뜻하고 긍정적인 감성과 정서적인 안정을 가질 수 있을 것입니다.

우리 삶을 더 행복하고 풍성하게 하는 색칠을 많은 분이 접할 수 있었으면 하는 바람으로 출판하게 되었습니다.

쉽고 편하게 그릴 수 있도록 간편한 색연필 위주로 구성하였습니다.

색연필, 크레파스, 파스텔, 물감 등 개인의 취향에 맞추어 색칠할 수 있습니다.

생활에 활력을 불어넣고 예술이 있는 삶으로 가꾸어 주는 컬러링북과 함께하는 동안 색칠이 주는 기쁨과 행복의 메시지가 많은 분에게 전달되었으면 합니다.

윤미디어

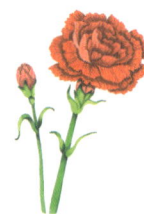
일러두기

이 책에는 예술이 있는 삶을 즐길 수 있는 다양한 활동들이 알차게 담겨있습니다. 지금부터 각 활동들을 살펴보고 조금 더 활용할 수 있는 방법에 대해 알아보세요.

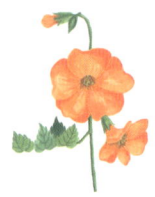
연습하기

색연필은 채색과정에서 힘이 얼마나 들어가는지 몇 번에 걸쳐서 색칠하는지에 따라 다양한 표현이 가능해요. 본격적으로 그림을 그리기 전에, 색연필을 사용해서 쉽고 간단하게 채색 기술을 익힐 수 있도록 연습하기 단계를 마련했어요. 하나하나 천천히 따라서 익혀 나가다보면 어느새 간단한 채색만으로도 완벽한 그림을 그릴 수 있어요.

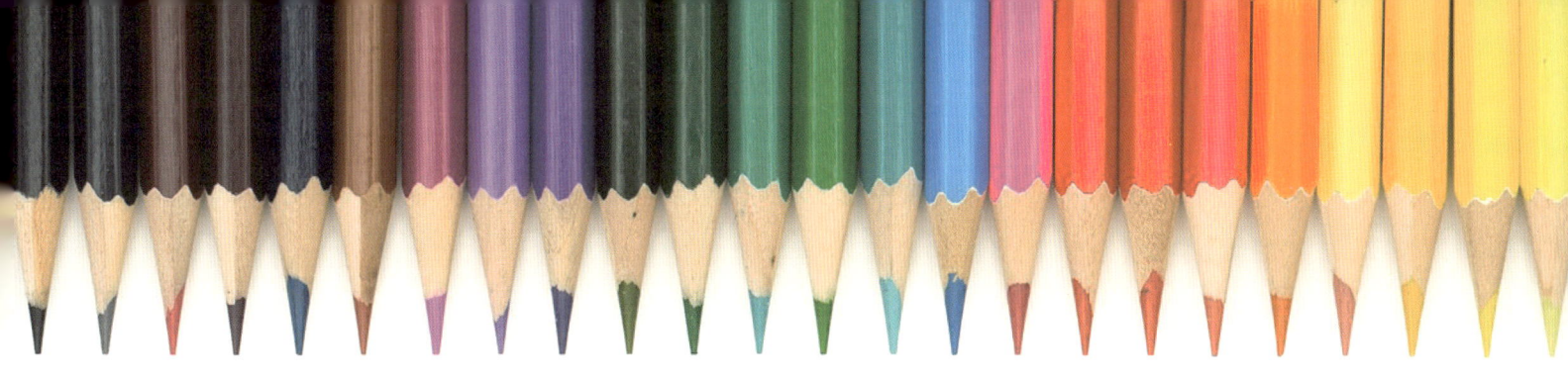

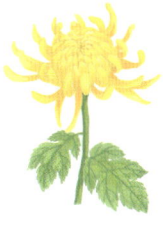 # 그리기

그림 그리기로 들어가면 기본적으로 넓은 면과 밝은색을 먼저 칠한 뒤 어두운 색을 칠하는 것이 채색 순서예요.
이렇게 순차적으로 색칠을 하면 짧은 시간의 작업으로도 작업이 빠르고 효과적으로 진행되어 전체적인 채색 방향을 더 간단하게 확인할 수 있어요. 어떤 색을 먼저 칠한다 하더라도 완성작에는 영향을 끼치지 않아요.

목차

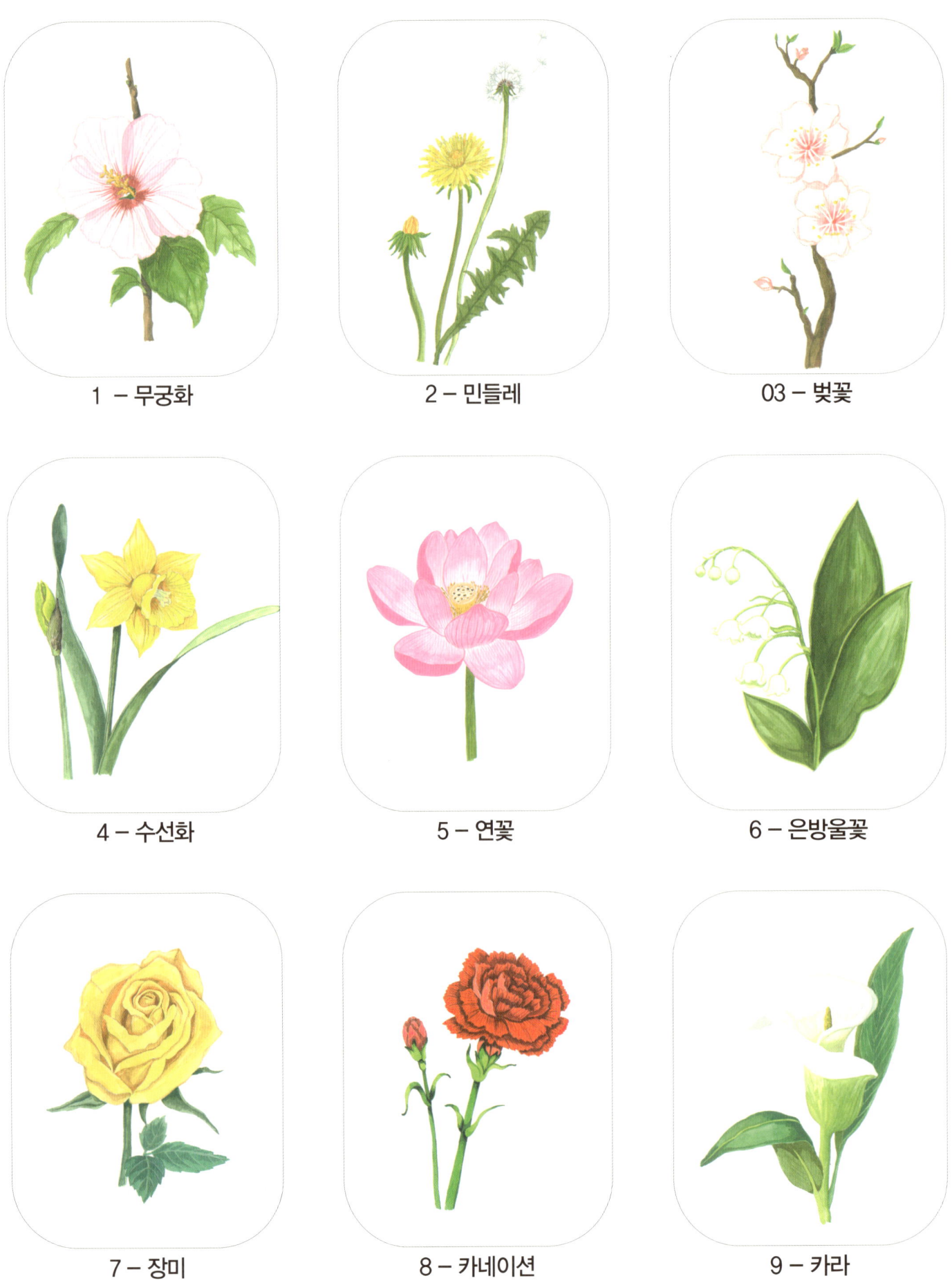

1 - 무궁화

2 - 민들레

03 - 벚꽃

4 - 수선화

5 - 연꽃

6 - 은방울꽃

7 - 장미

8 - 카네이션

9 - 카라

백세 시대 뇌건강을 위한 꽃 컬러링북

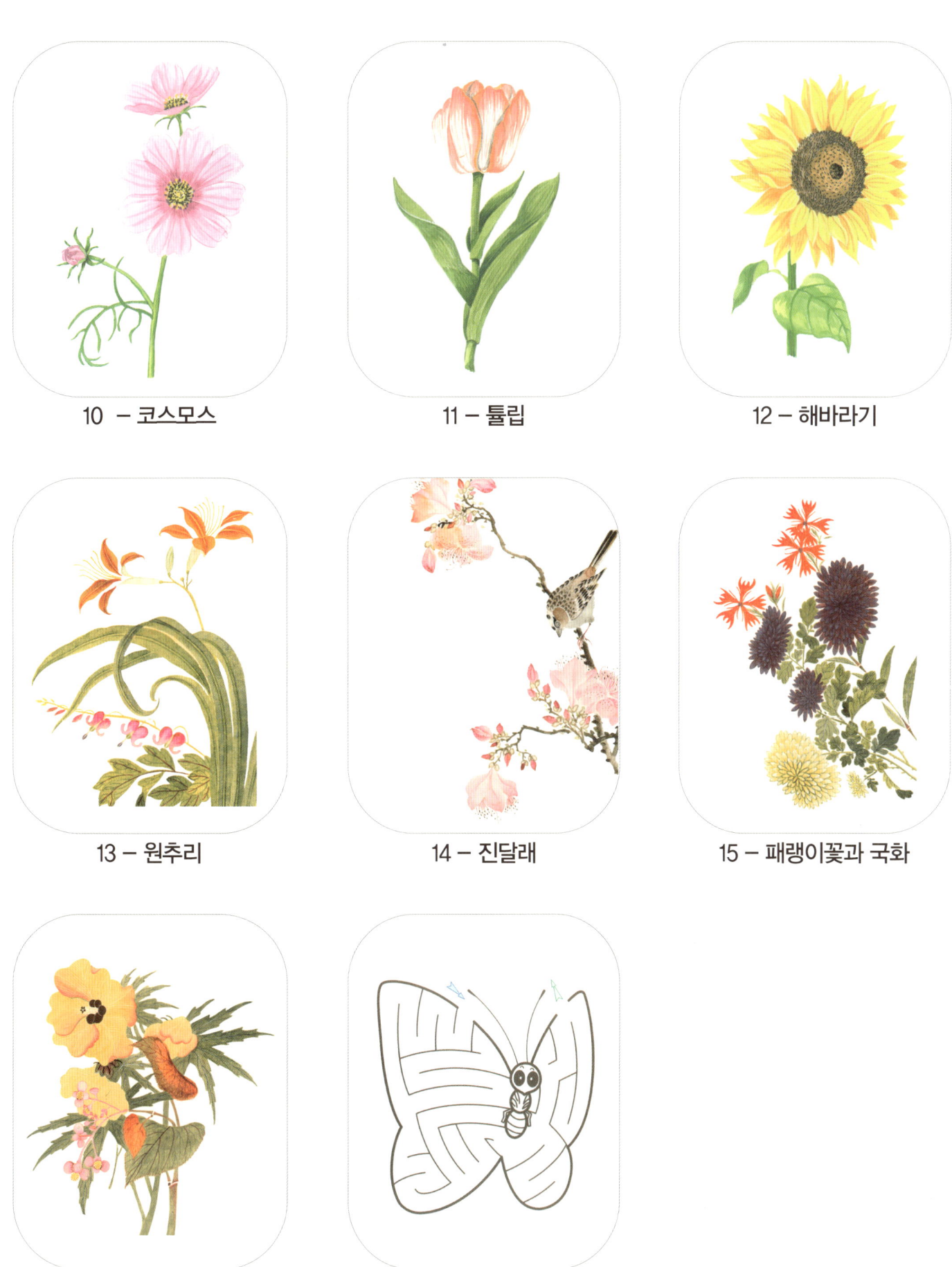

10 - 코스모스

11 - 튤립

12 - 해바라기

13 - 원추리

14 - 진달래

15 - 패랭이꽃과 국화

16 - 황촉규

17 - 미로찾기

기본 선 긋기

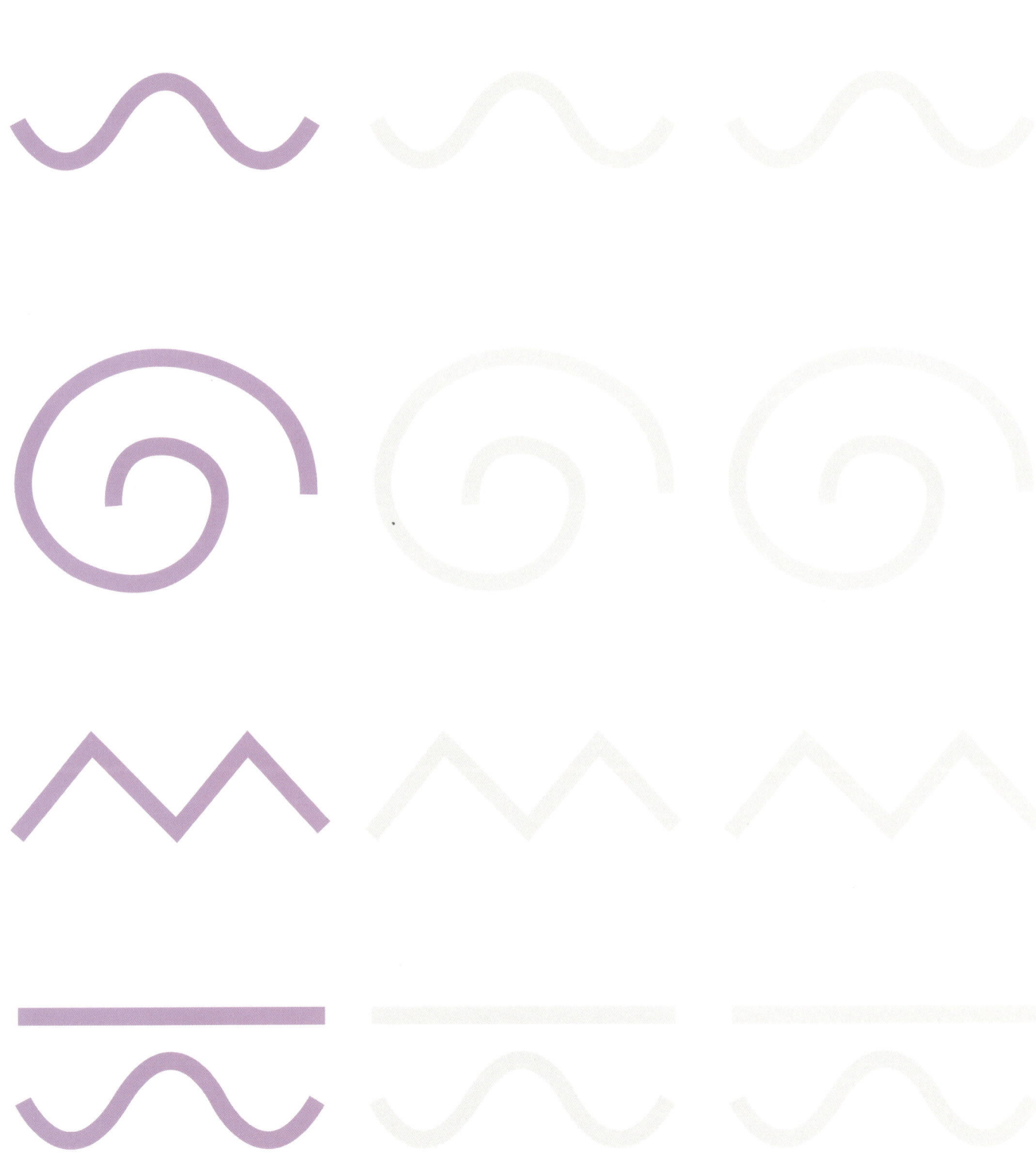

기본 도형 그리기

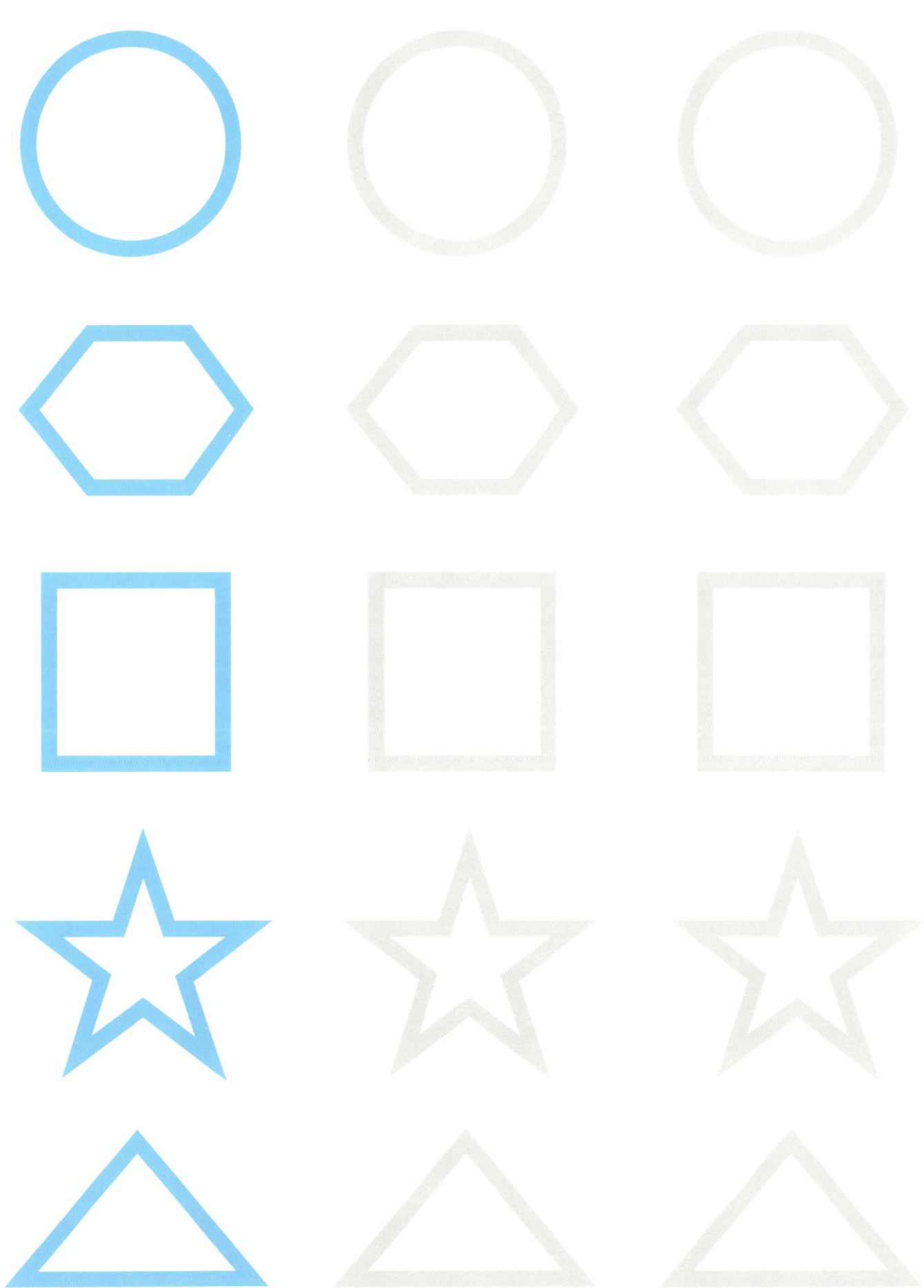

가로 선, 지그재그 선 긋기

가로 물결선, 지그재그 선 긋기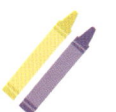

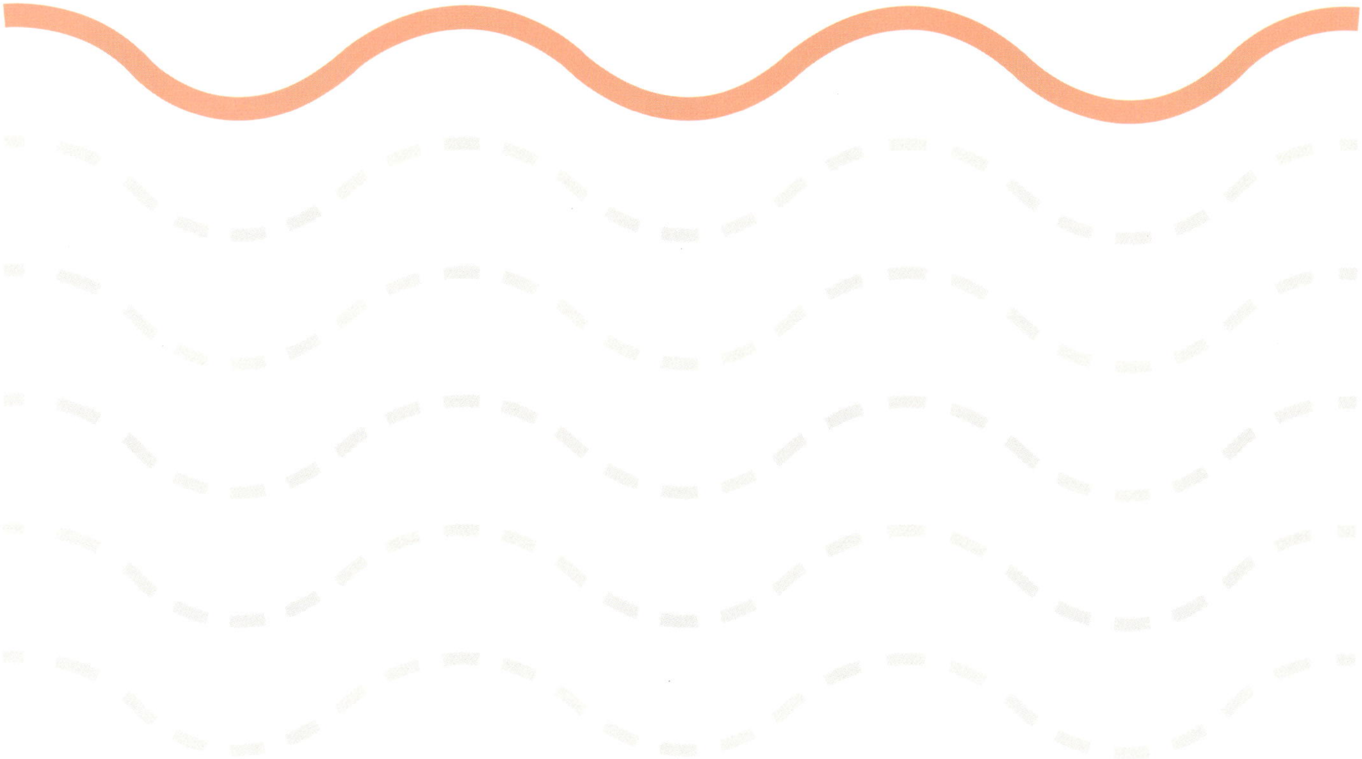

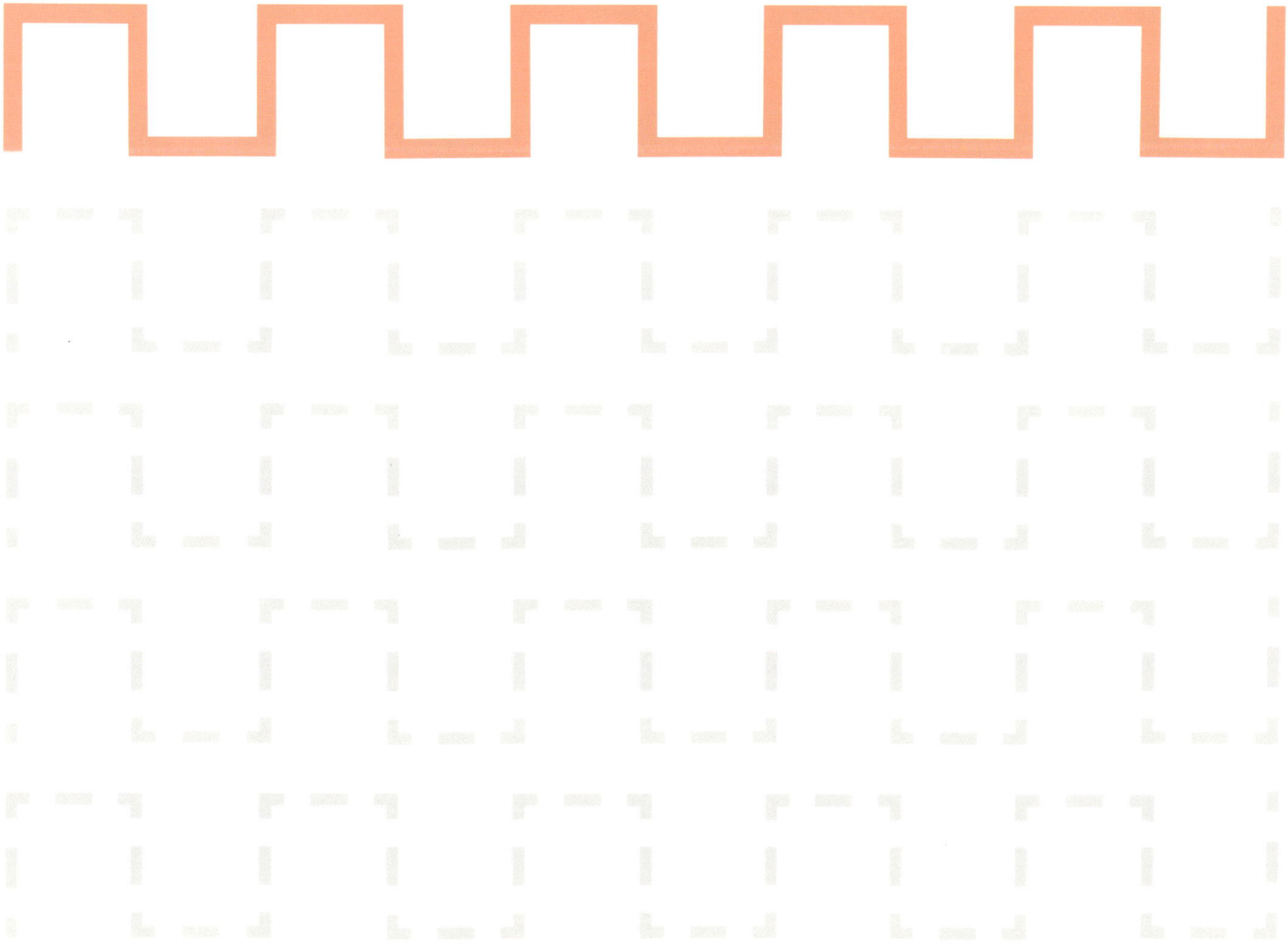

무궁화

7~9월까지 넓은 종 모양의 꽃이 가지의 잎겨드랑이에 하나씩 달려서 핀다. 흰색, 연분홍색, 분홍색의 꽃이 피며 추위에 강한 꽃이다.

〈꽃말〉 일편단심, 끈기, 섬세한 아름다움

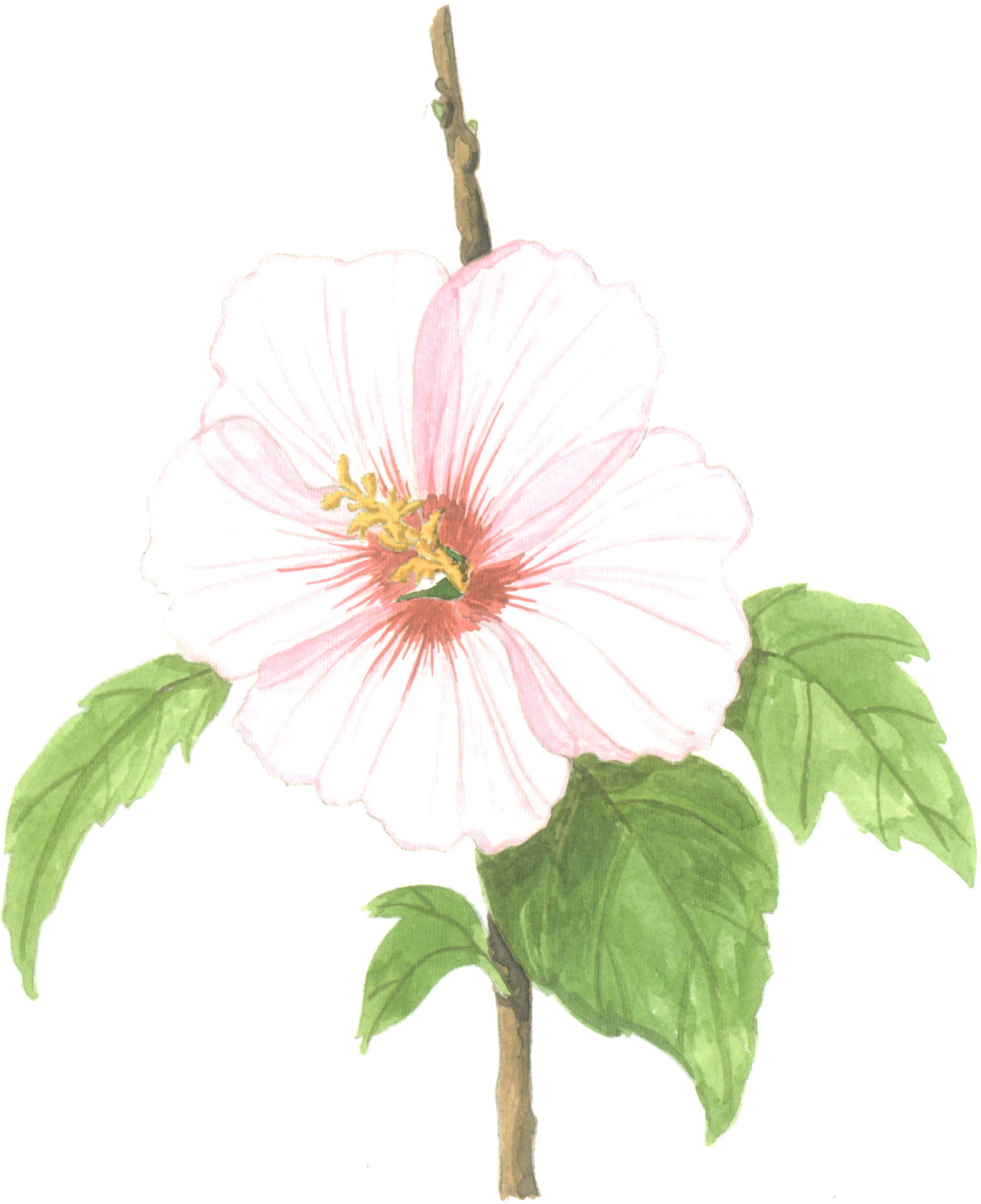

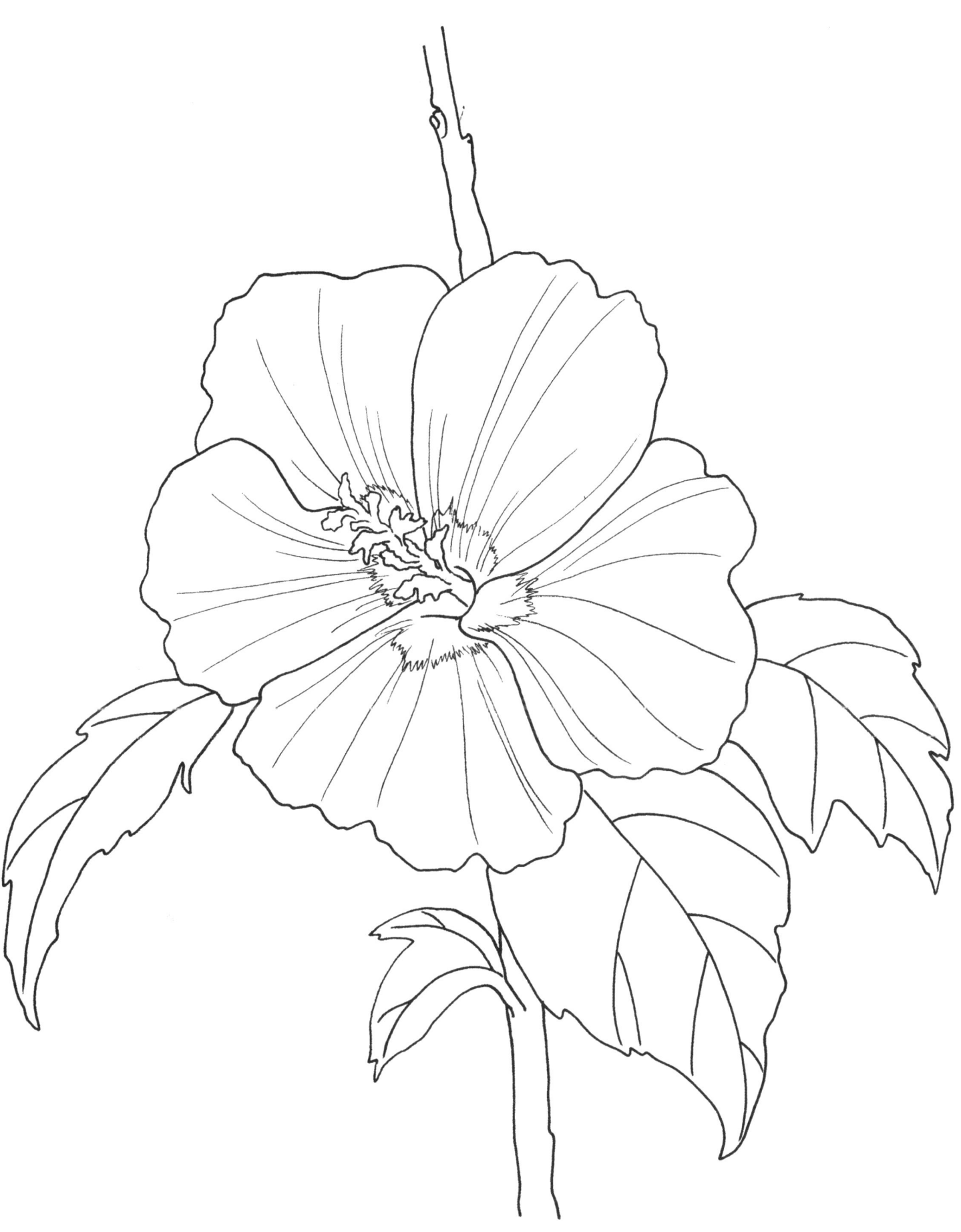

2 민들레

4~5월에 꽃자루 끝에 노란색 또는 흰색의 꽃이 한 송이씩 핀다.

〈꽃말〉 노란 민들레는 행복, 감사하는 마음.
　　　 하얀 민들레는 내 사랑을 그대에게 드려요.

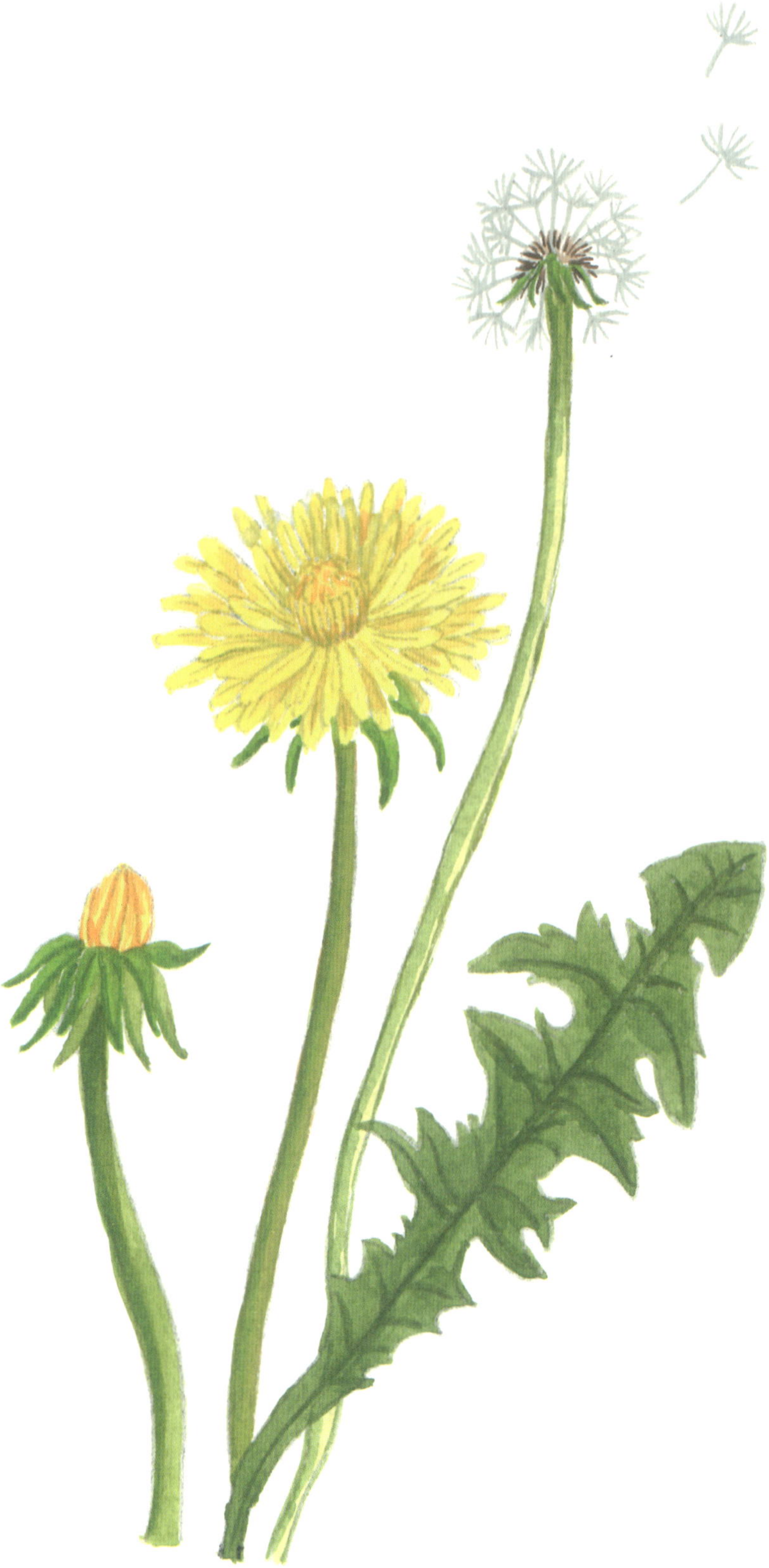

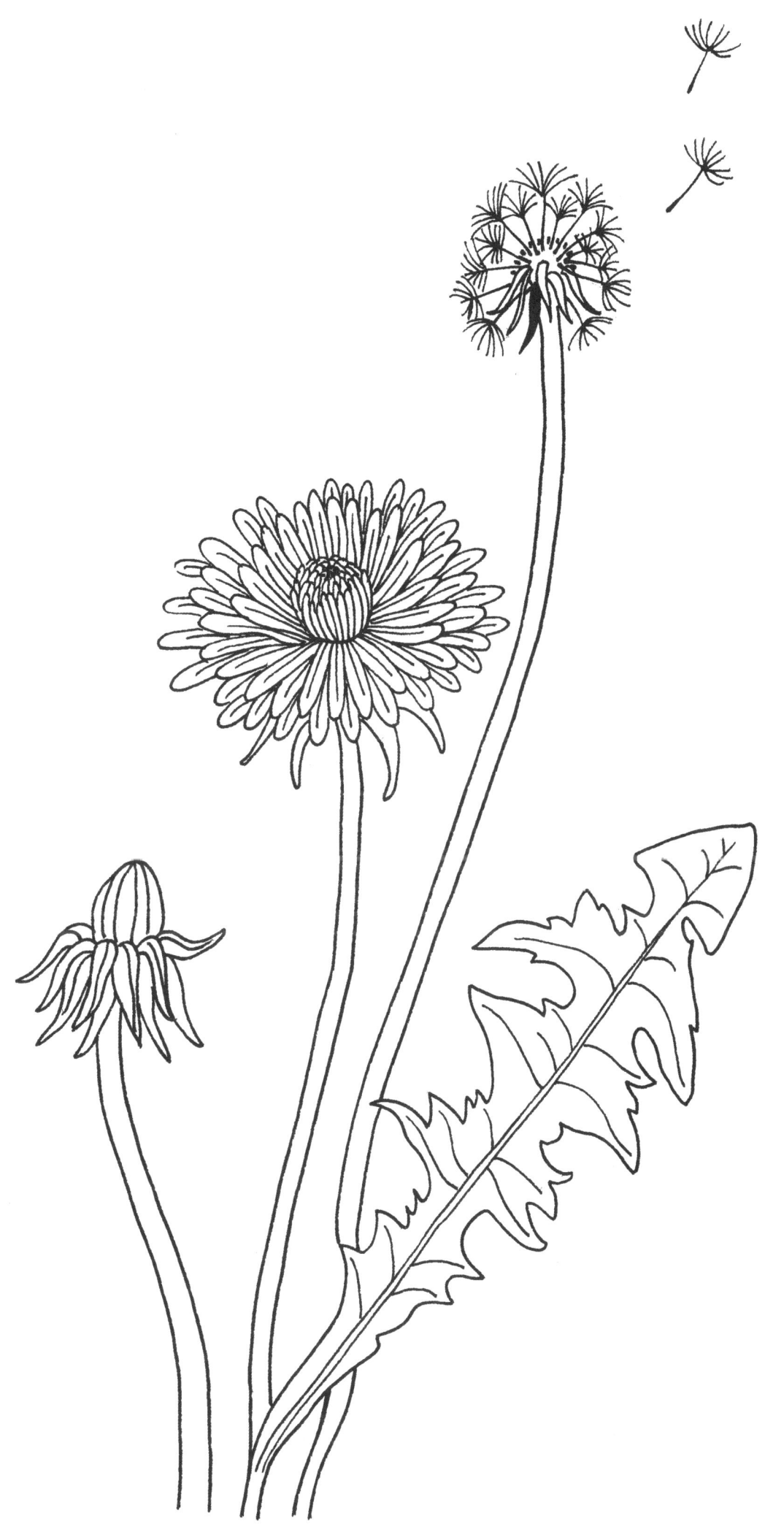

3 벚꽃

벚꽃은 벚나무의 꽃으로 봄에 분홍색 또는 하얀색 꽃잎이 핀다.

〈꽃말〉 아름다운 영혼, 정신적 사랑, 순결, 번영

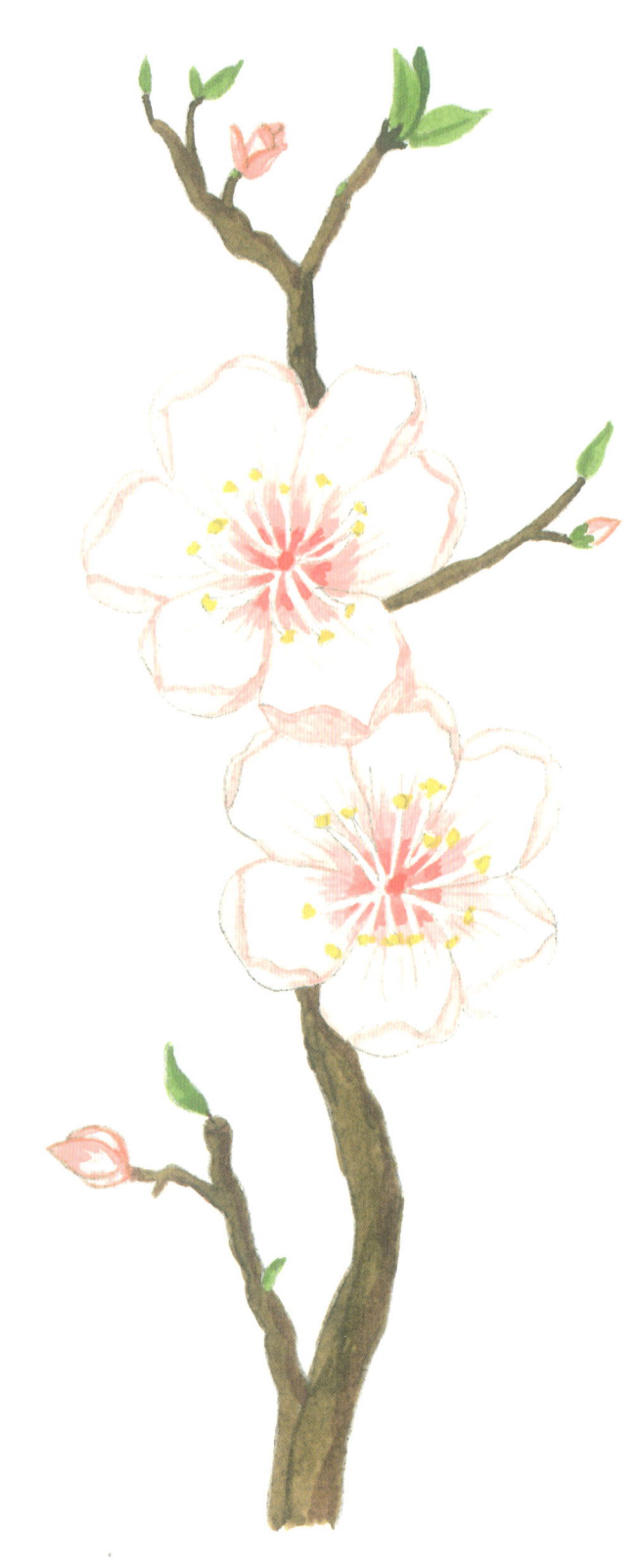

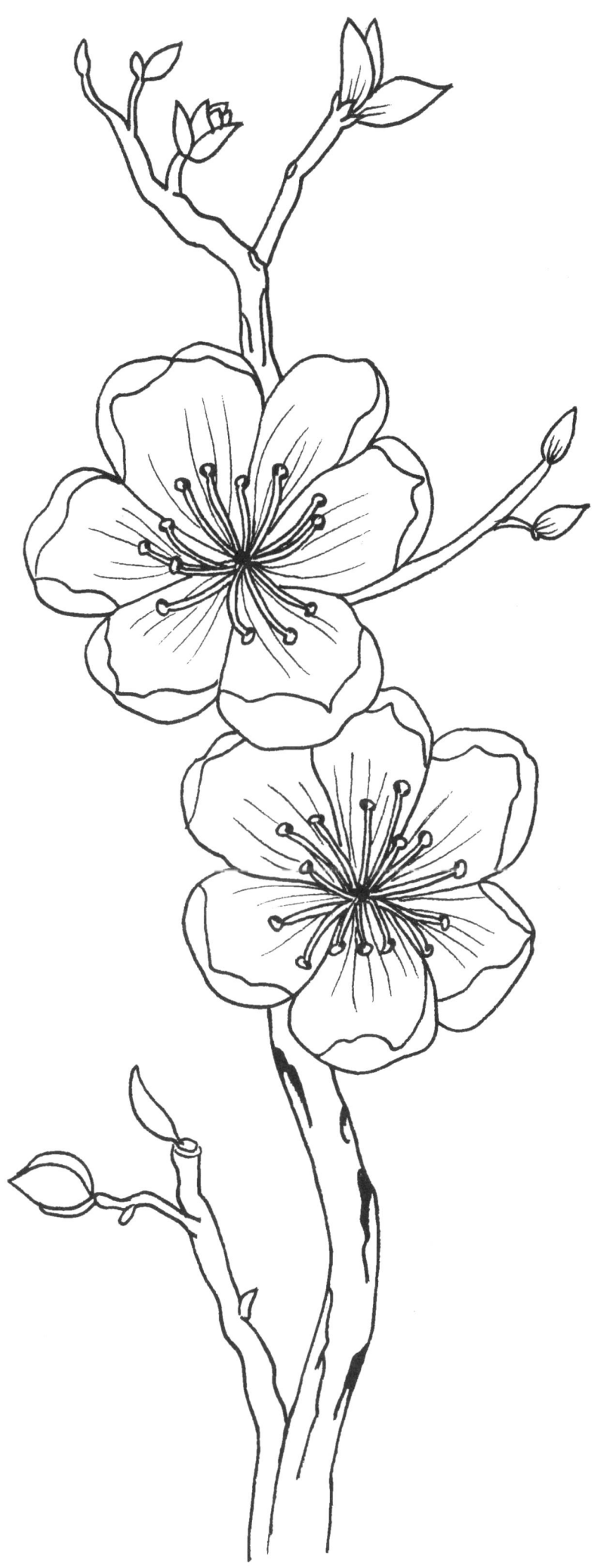

4 수선화

꽃은 12~3월에 노란색 또는 흰색으로 핀다. 그리스 신화에 나오는 아름다운 청년 나르시스의 이름에서 유래됨.

〈꽃말〉 자기사랑, 자존심, 고결, 신비

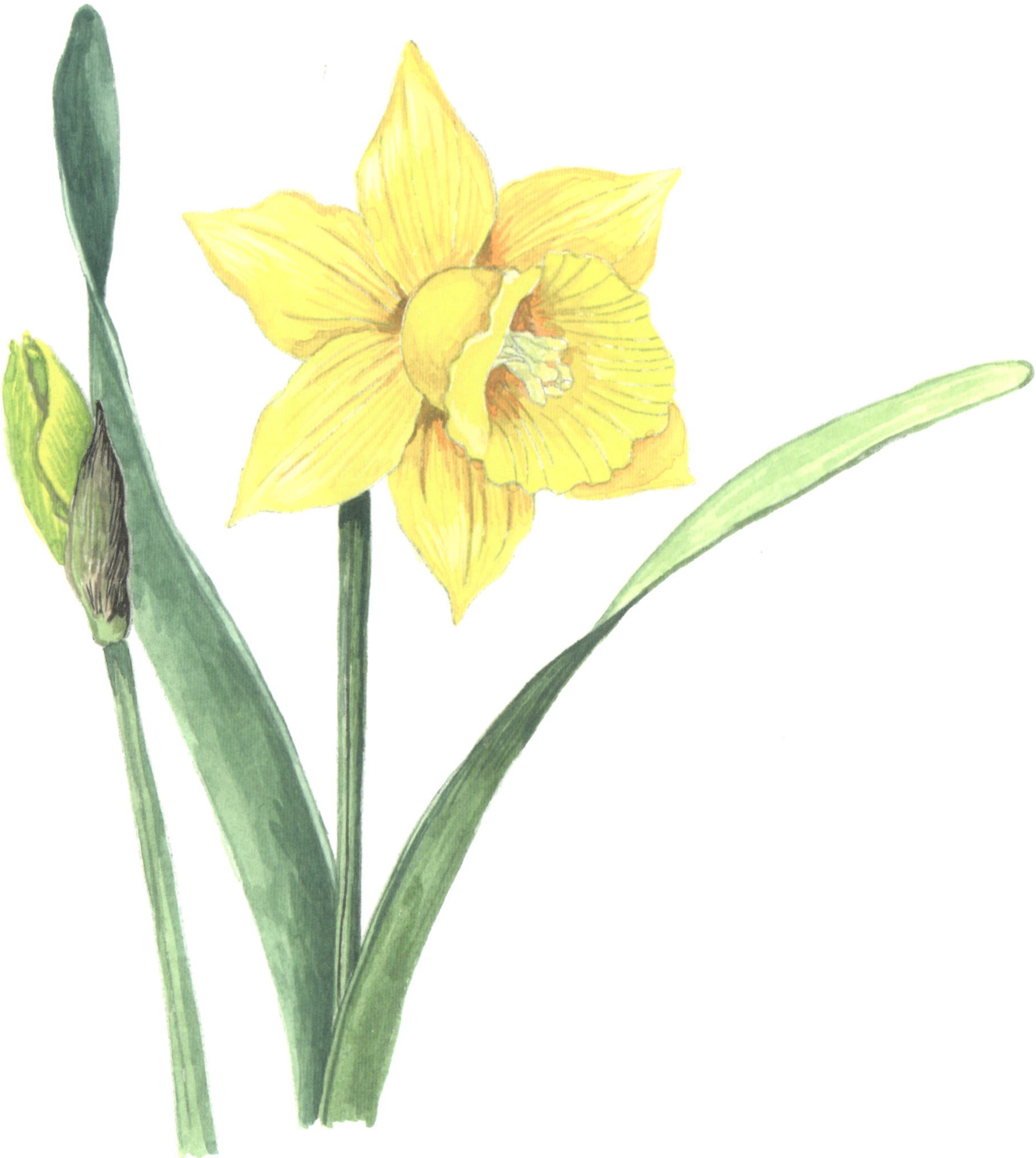

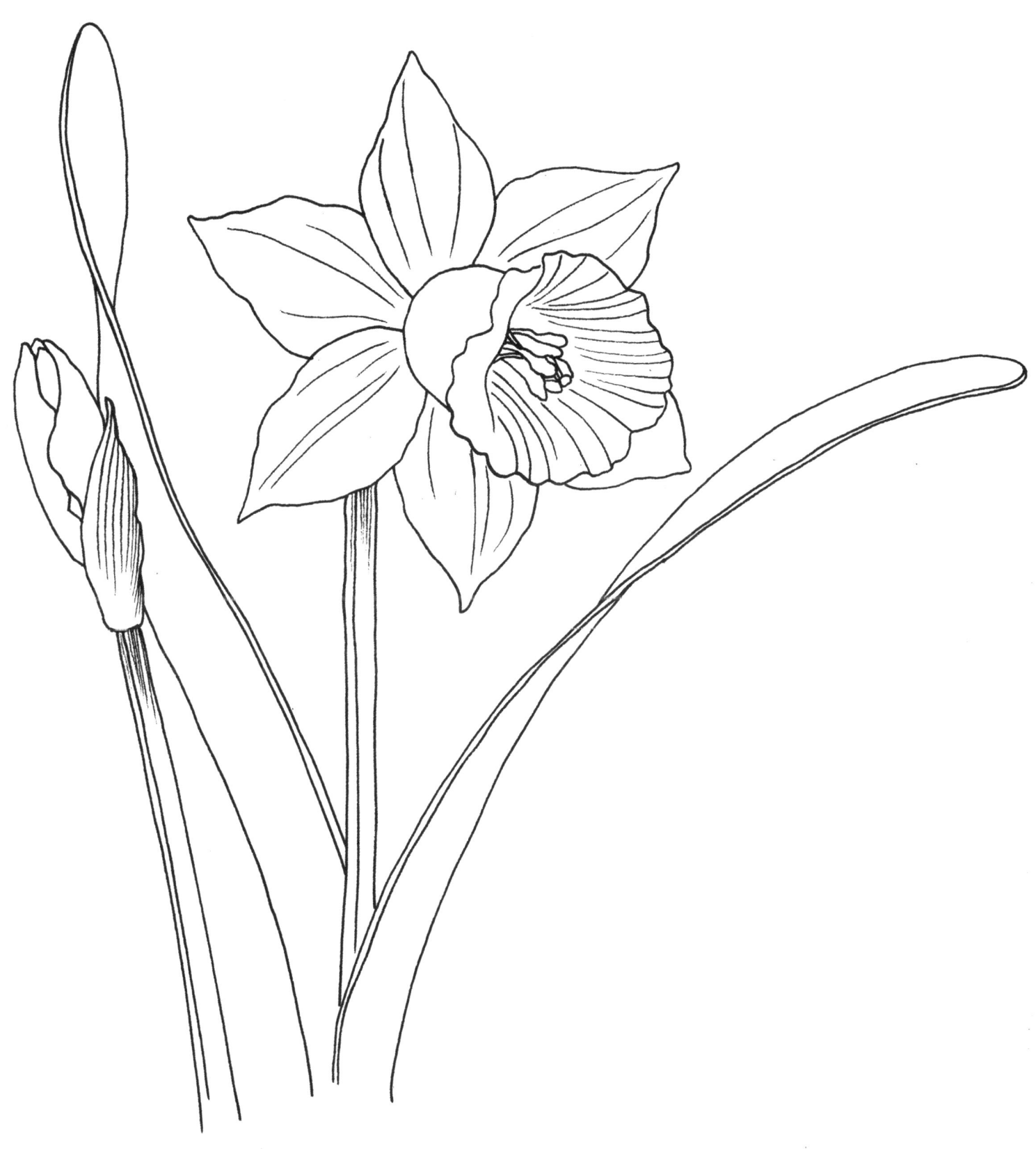

5 연꽃

7~8월에 붉은색 또는 흰색의 꽃이 피며, 땅속 줄기는 연근이다.
진흙 속에서 피는 고귀한 꽃.

〈꽃말〉 깨끗한 마음, 소외된 사랑, 신성, 청결, 당신은 아름답습니다.

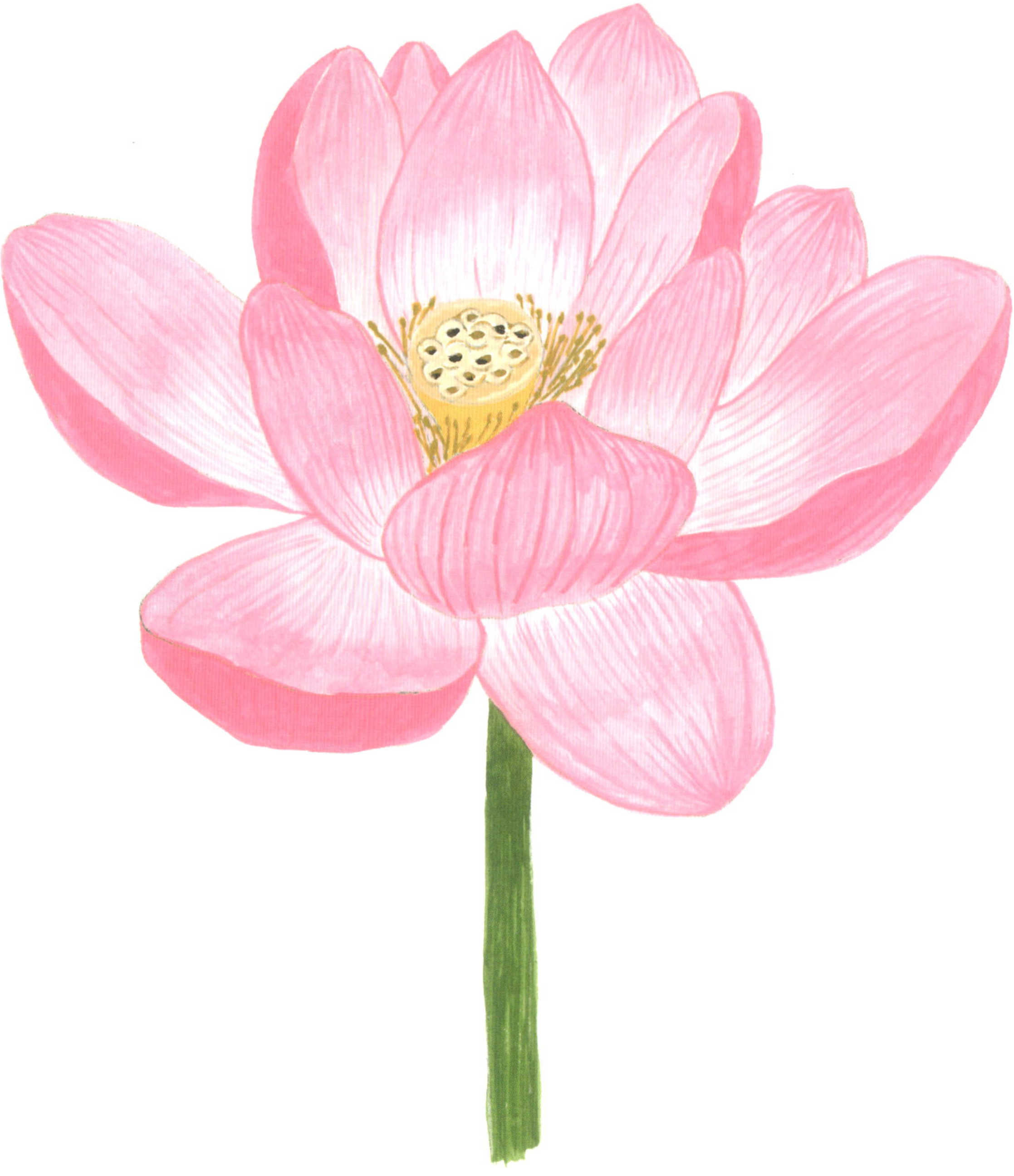

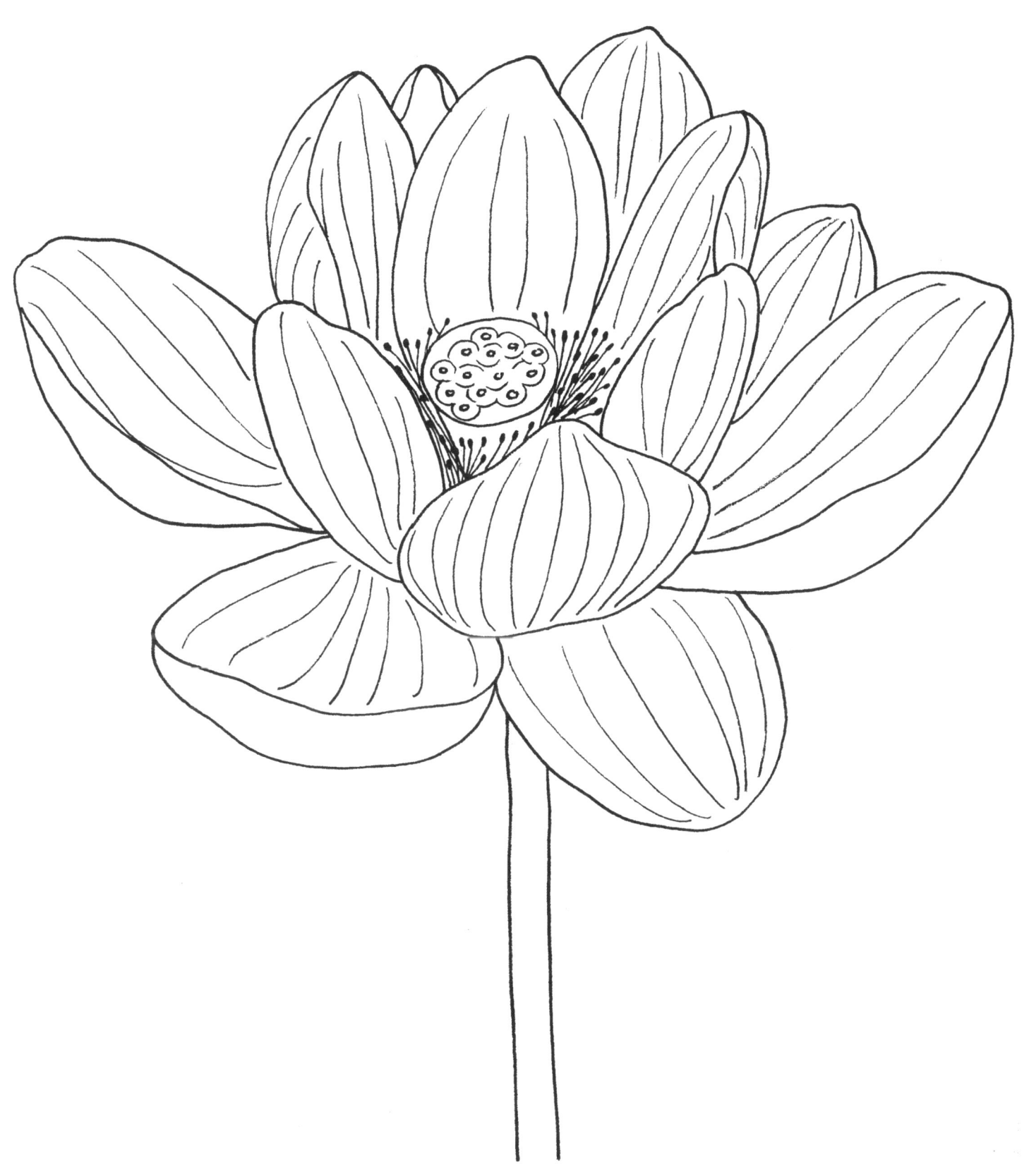

은방울꽃

꽃은 5~6월에 흰색으로 피는데 종모양으로 핀다.
〈꽃말〉 사랑의 꽃, 순결, 천국의 계단

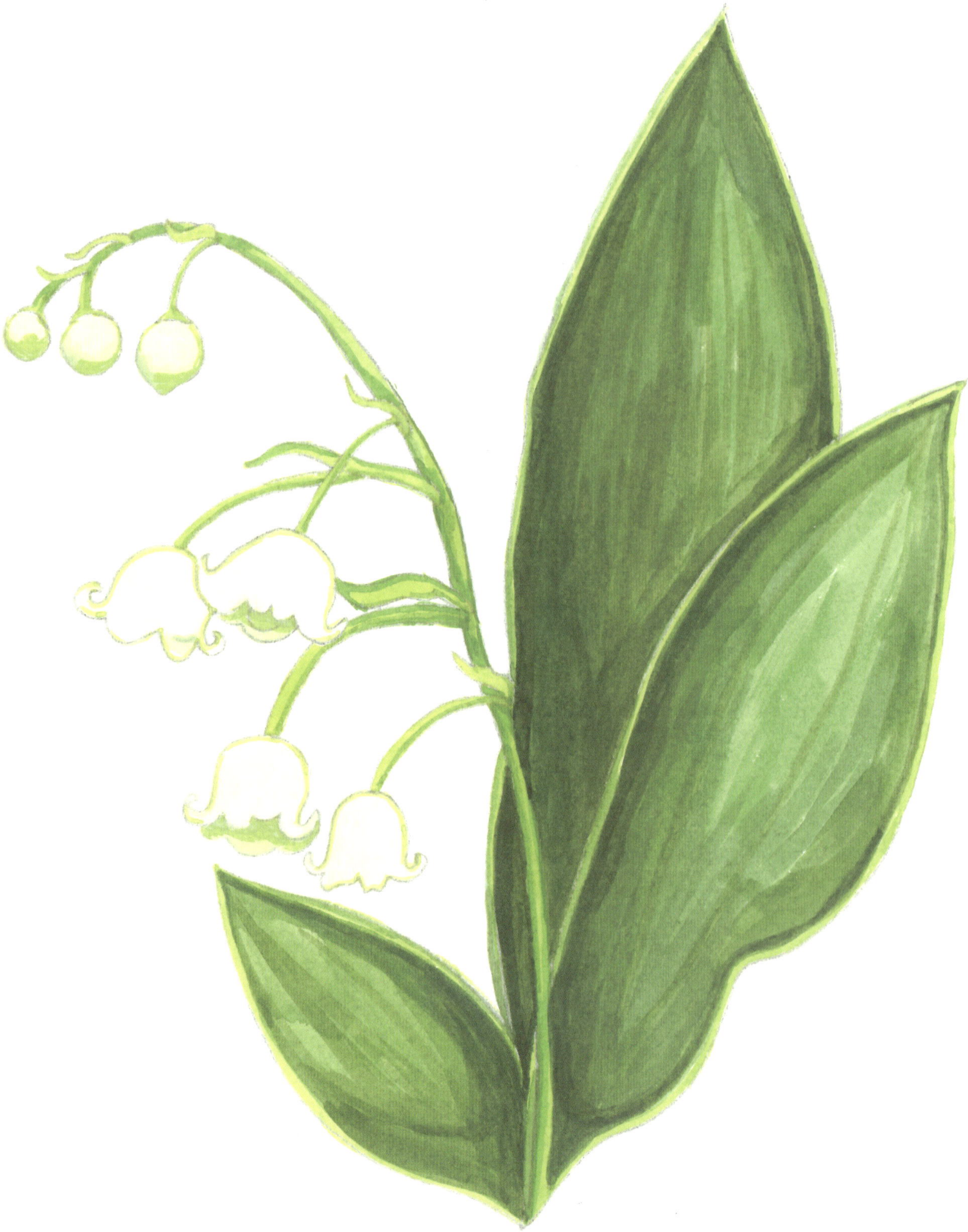

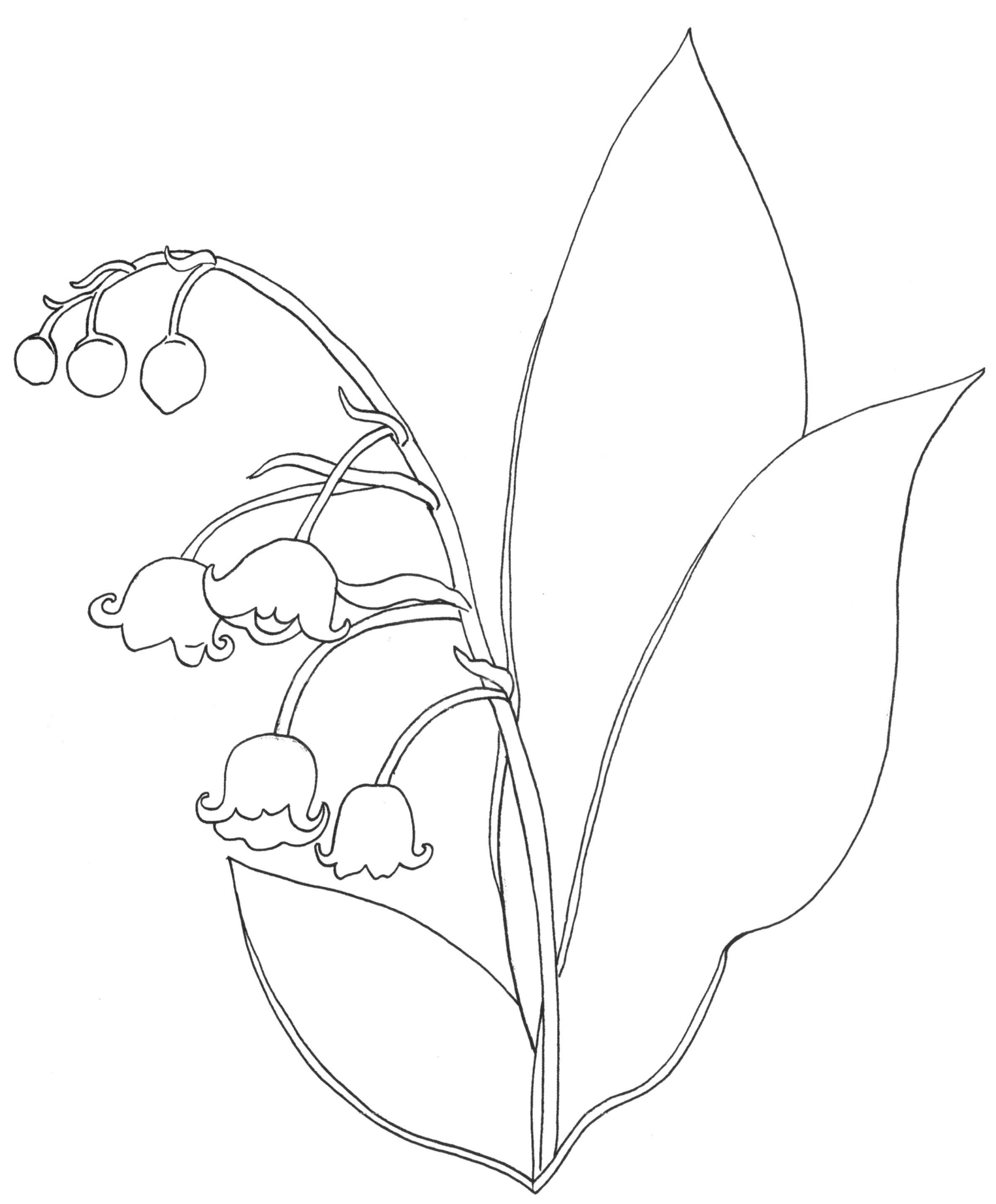

장미

5~6월에 꽃이 피며 꽃 색깔은 빨간색, 분홍색, 노란색, 흰색 등 다양하다.

〈꽃말〉 빨간 장미는 열렬한 사랑, 노란 장미는 우정과 영원한 사랑, 분홍 장미는 감사·행복·믿음·맹세, 흰색 장미는 순결함·청순함

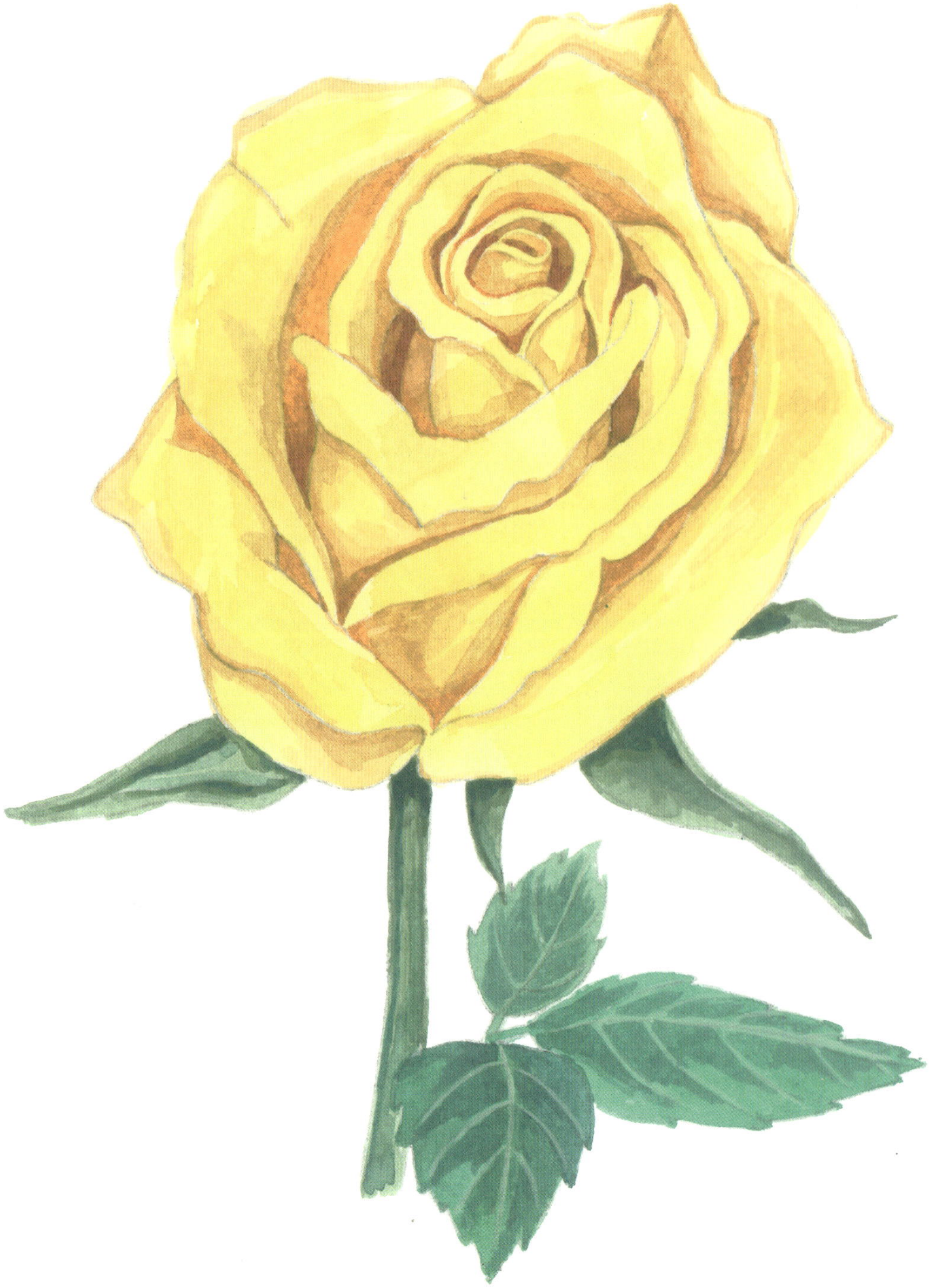

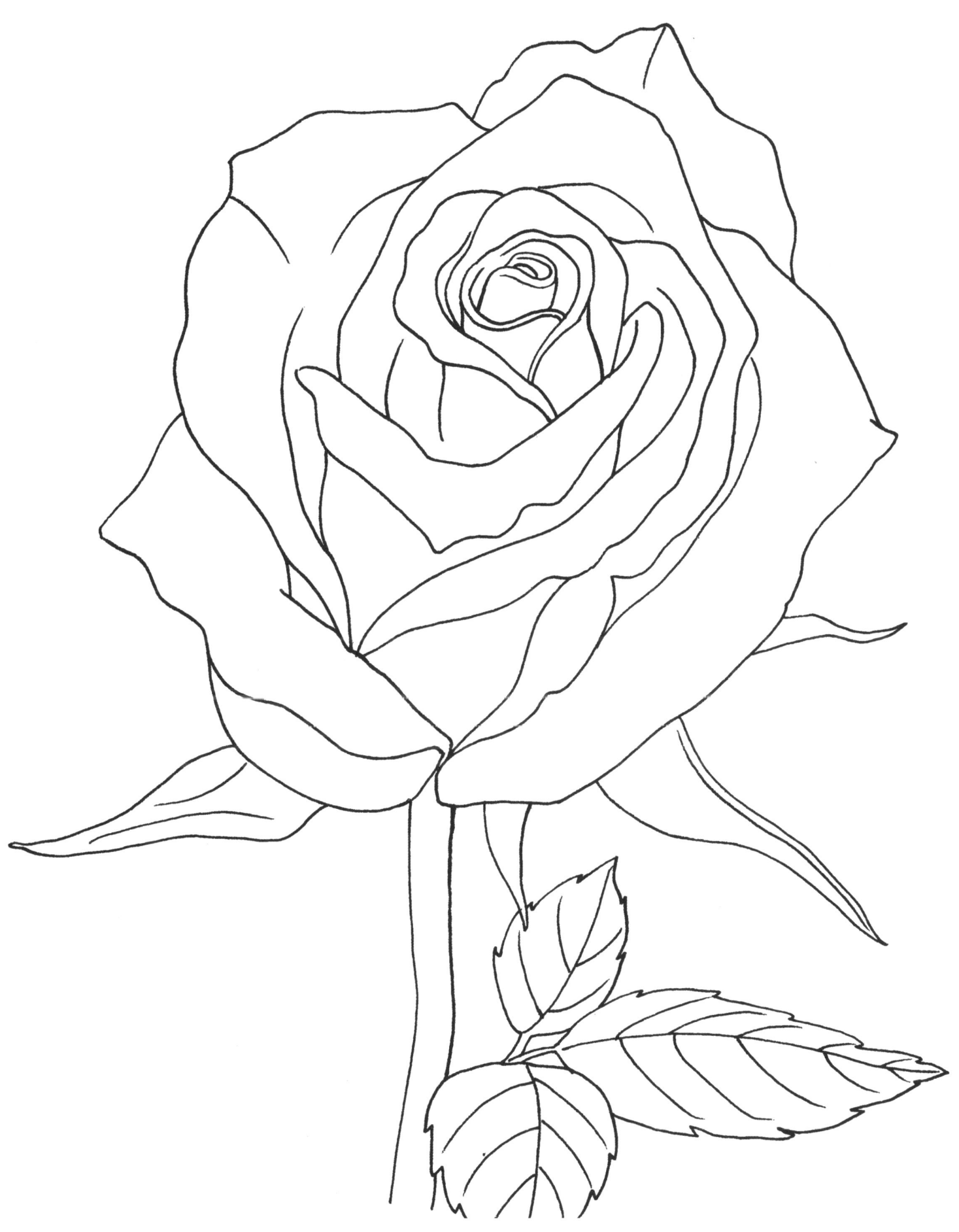

8 카네이션

7~8월에 붉은 색, 흰색의 겹꽃이 가지 끝과 잎겨드랑이에 핀다. 어머니에 대한 사랑을 상징하는 꽃.

〈꽃말〉 붉은색은 어버이에 대한 사랑, 당신의 사랑을 믿습니다. 건강을 비는 사랑. 분홍색은 당신을 열렬히 사랑합니다. 어머니의 사랑

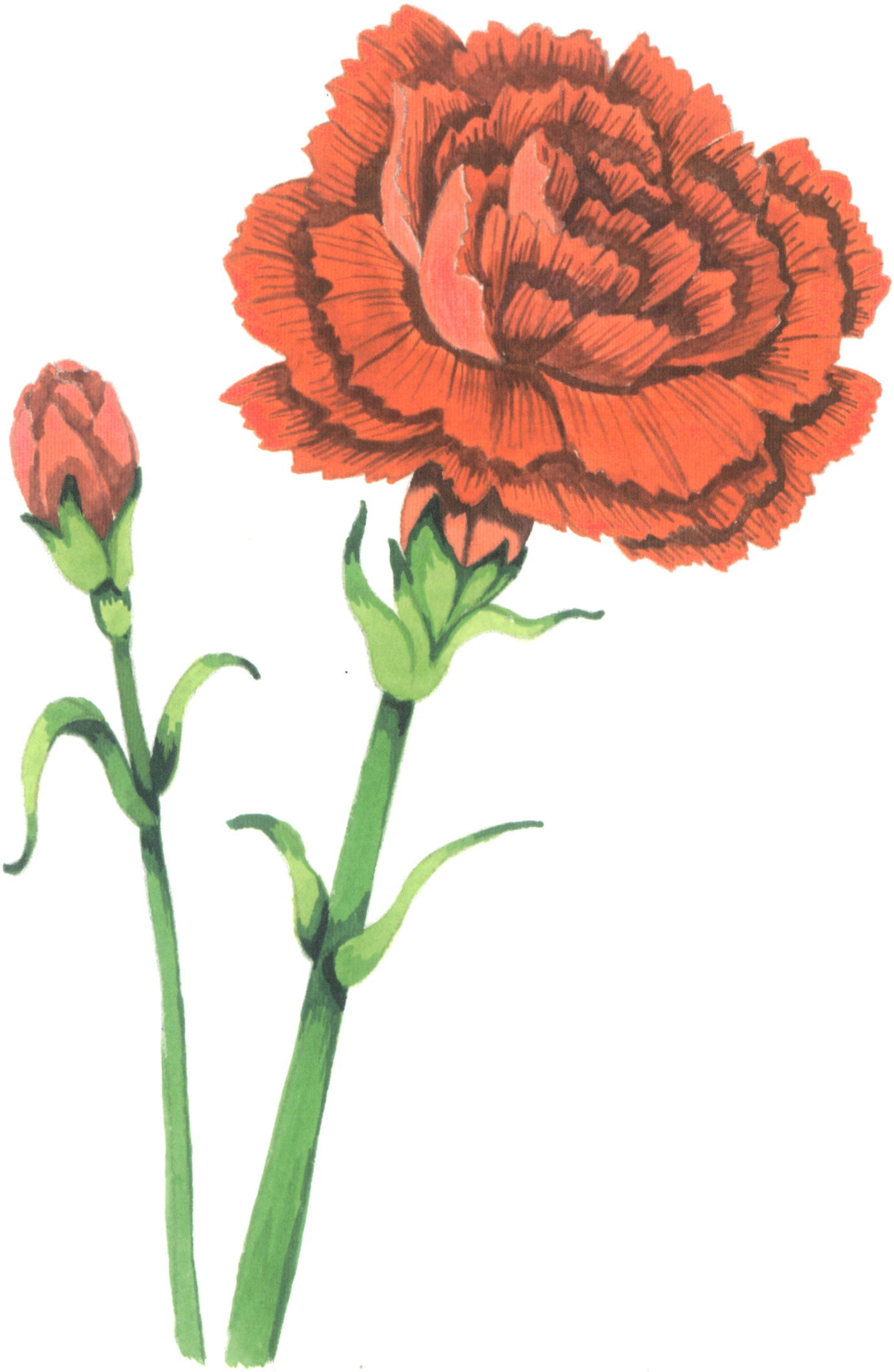

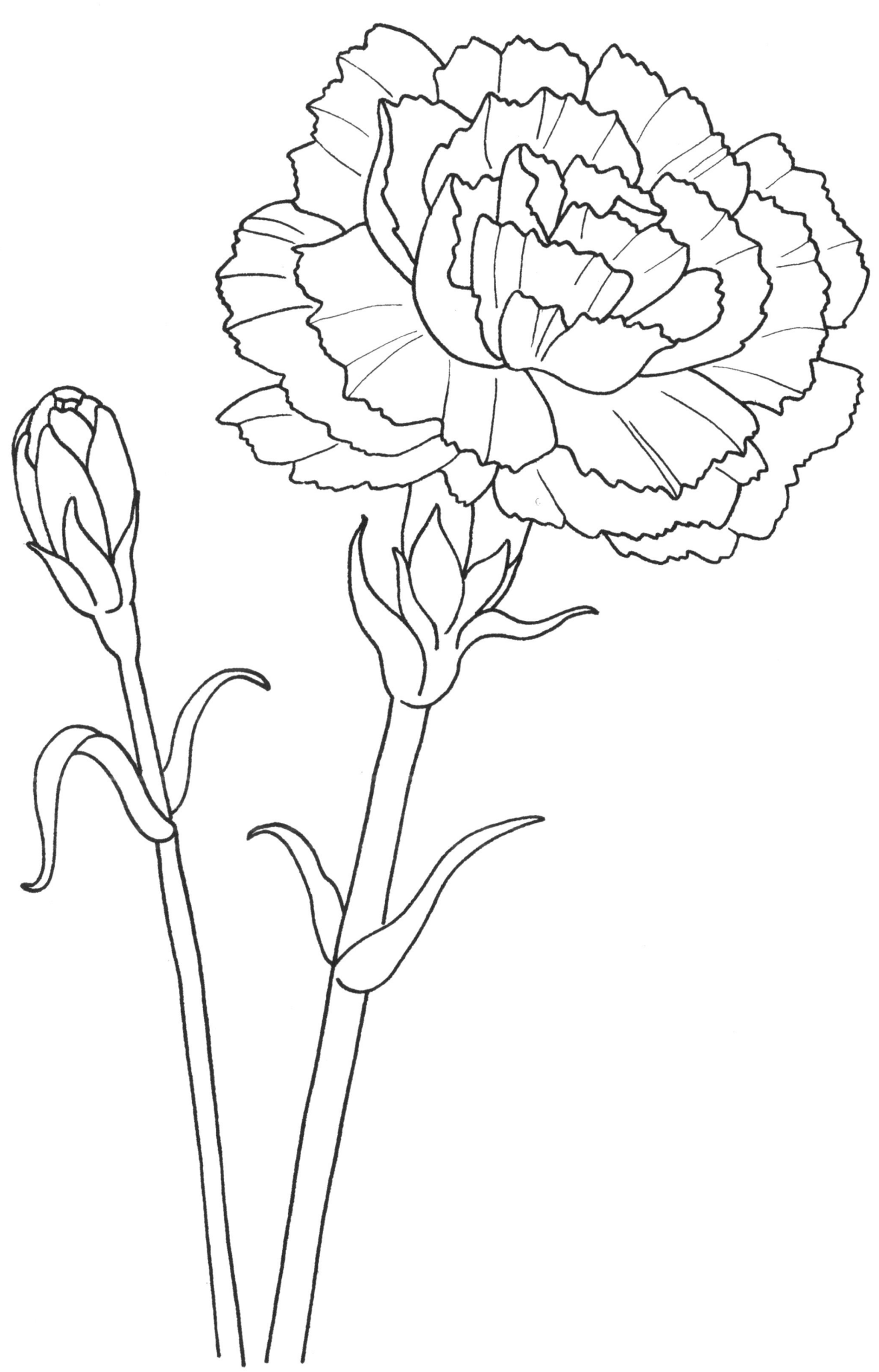

9 카라

7월에 흰색, 노란색, 붉은색 등의 여러 가지 꽃이 핀다.
결혼식 부케에 많이 사용 된다.

〈꽃말〉 천년의 사랑, 순수, 카라꽃다발의 경우에는
 '당신은 나의 행운입니다.'라는 의미를 담고 있다고 한다.

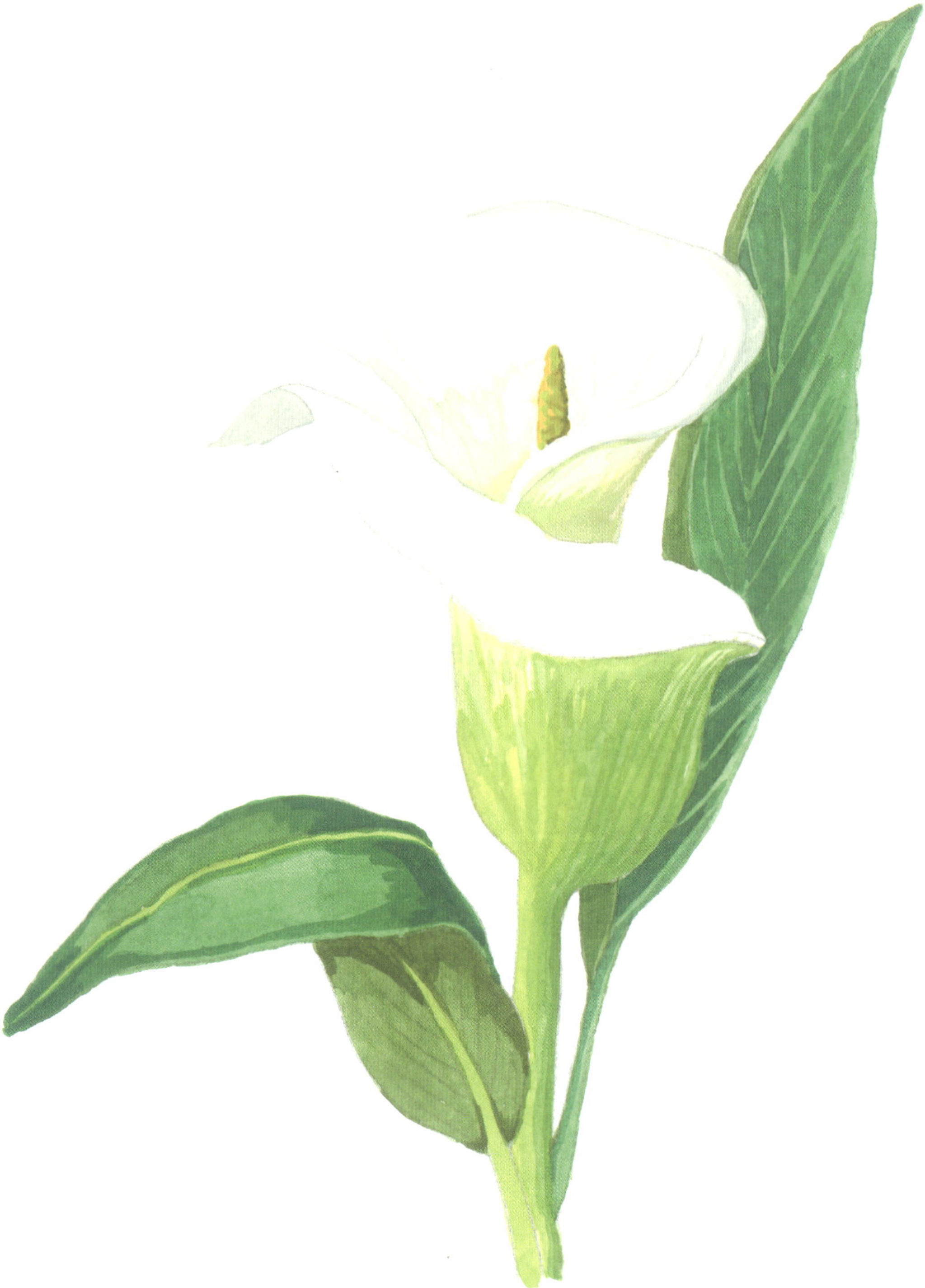

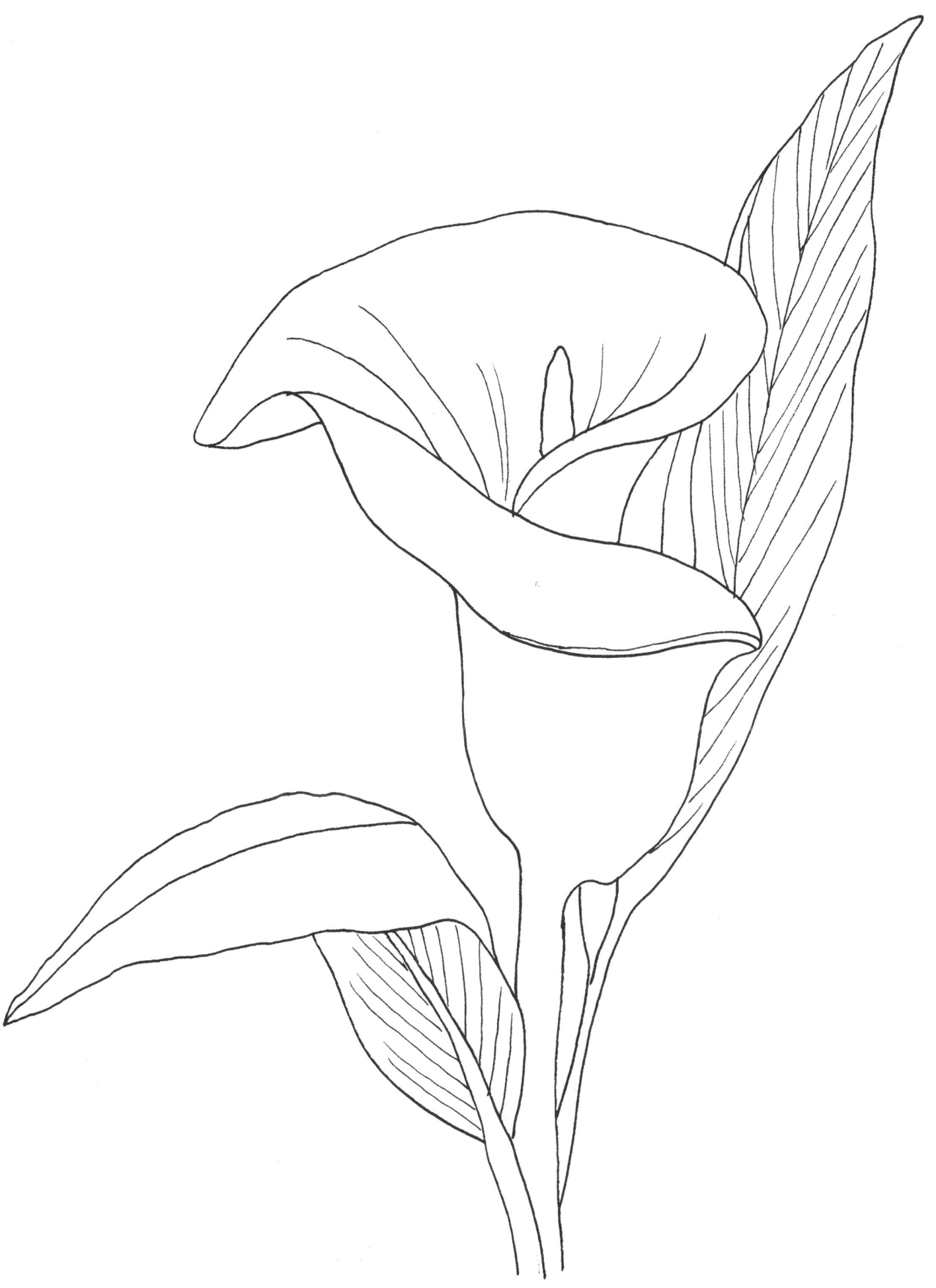

10 코스모스

6~10월에 흰색, 분홍색, 자주색 등의 꽃이 핀다.

〈꽃말〉 소녀의 순결, 순정

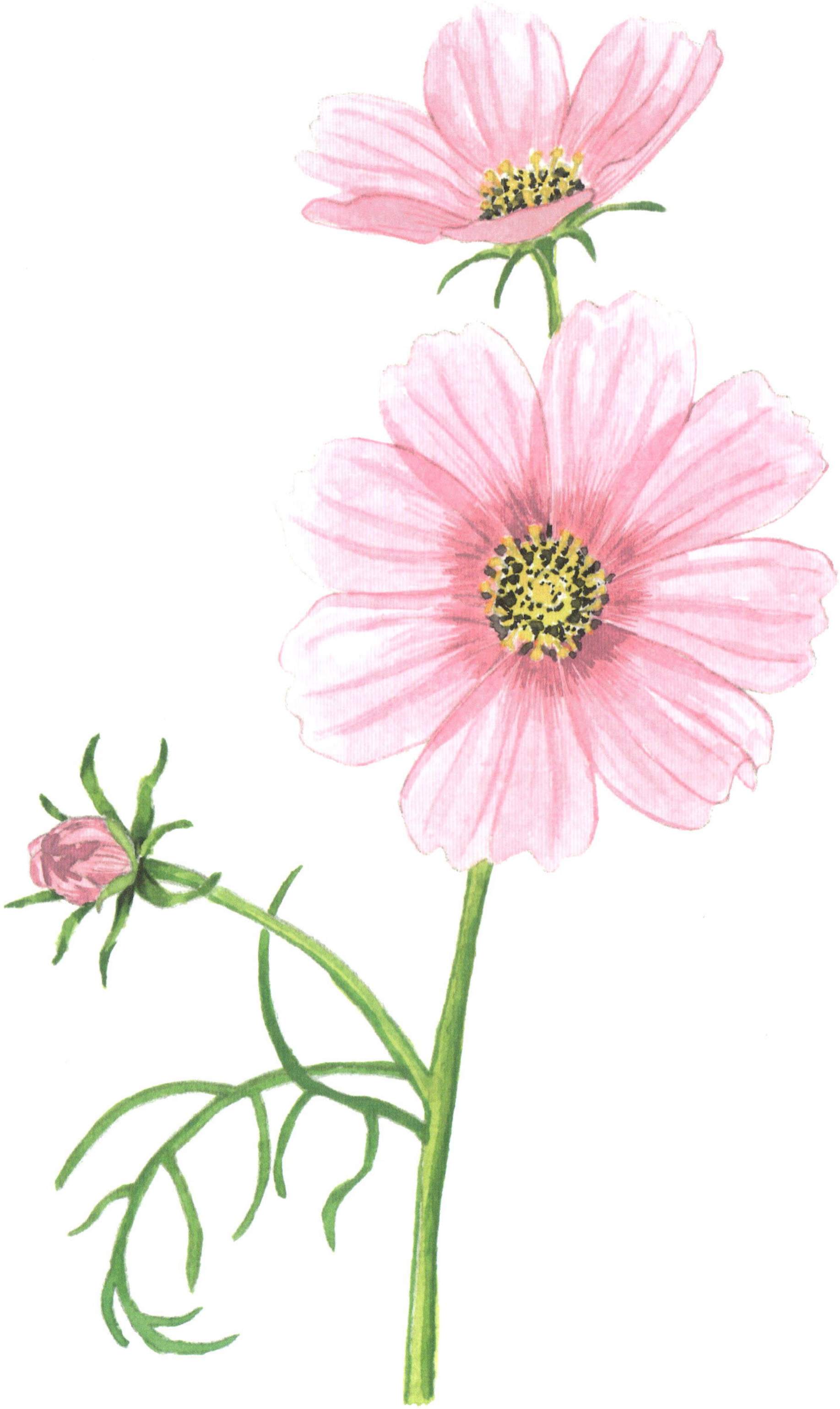

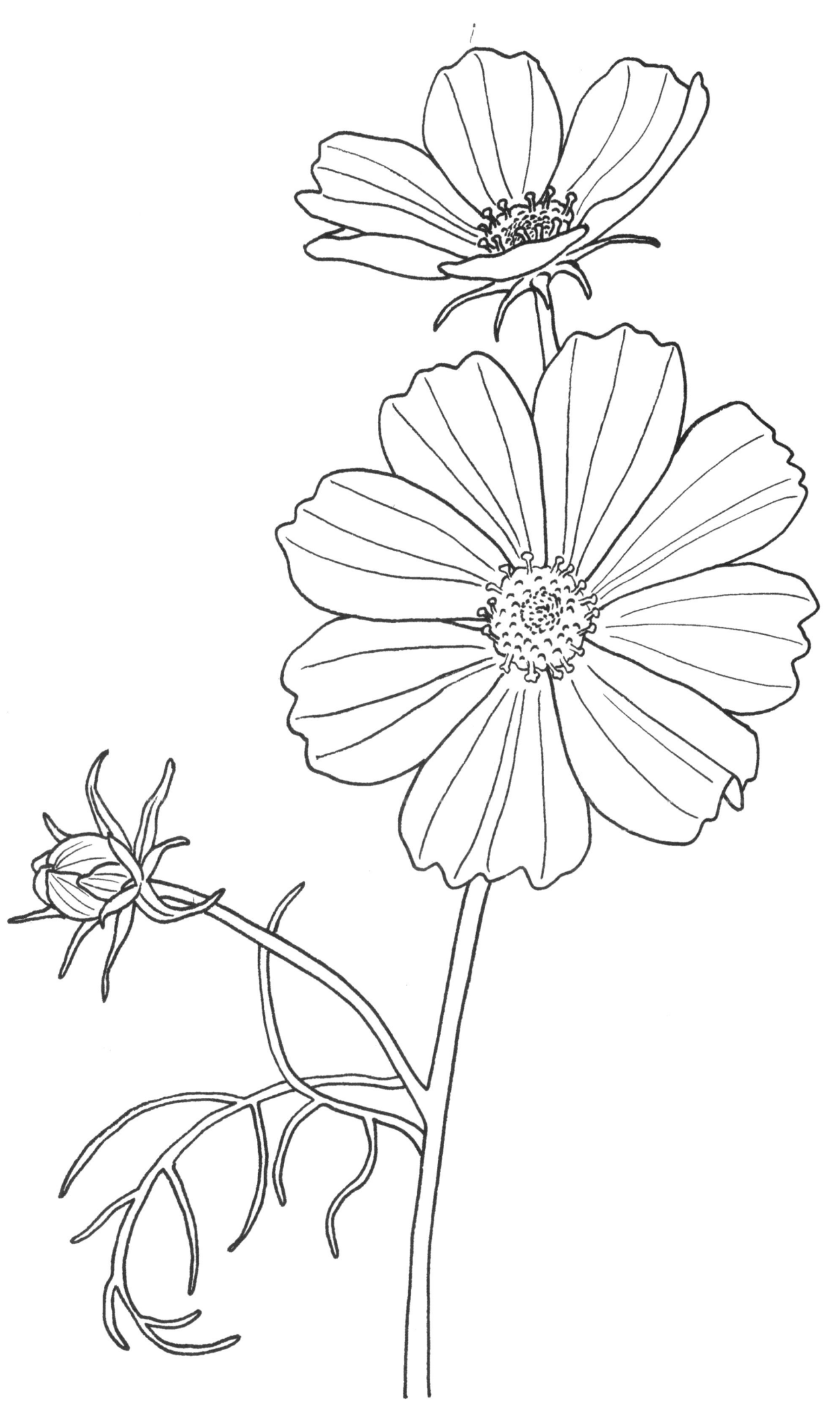

튤립

외떡잎 식물. 백합목 백합과의 구근초로 가을에 심는다. 꽃은 4~5월에 빨간색, 노란색 등 여러 빛깔로 피고 넓은 종 모양이다.

〈꽃말〉 사랑의 고백, 매혹, 영원한 애정, 경솔

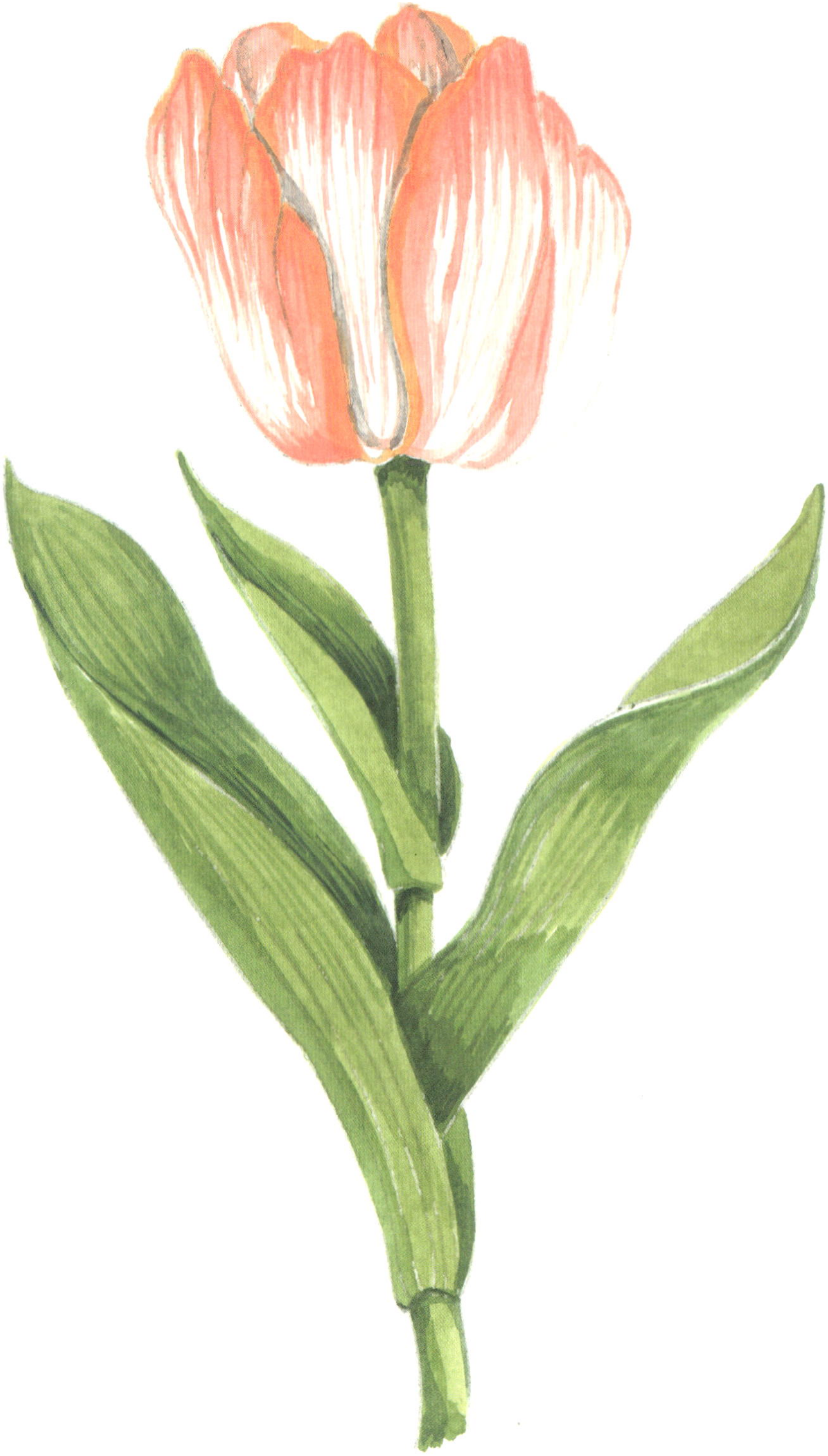

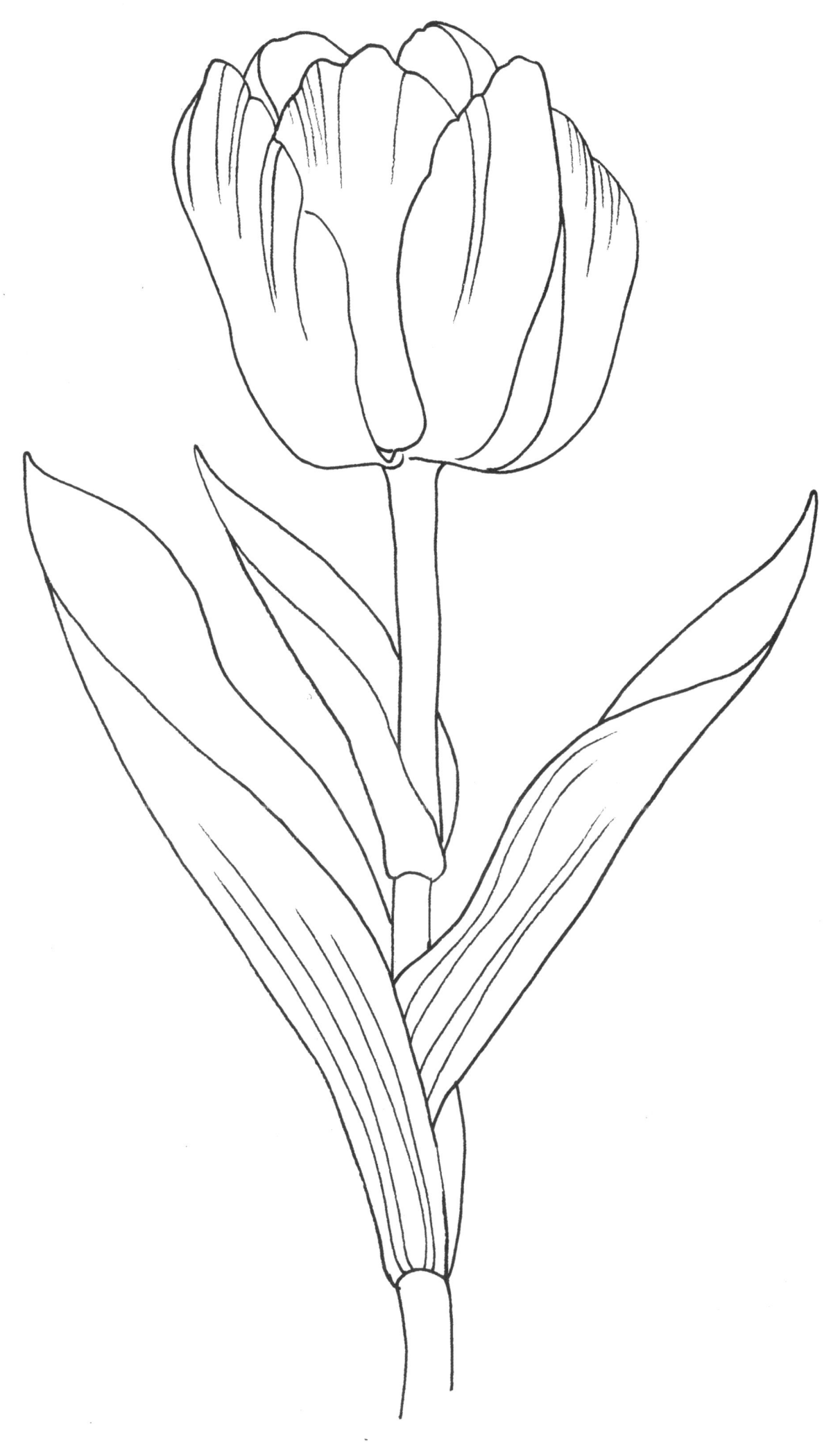

12 해바라기

꽃은 8~9월에 피는데 키가 2미터나 되는 꽃이다.

〈꽃말〉 숭배, 열정, 기다림, 충성심, 일편단심

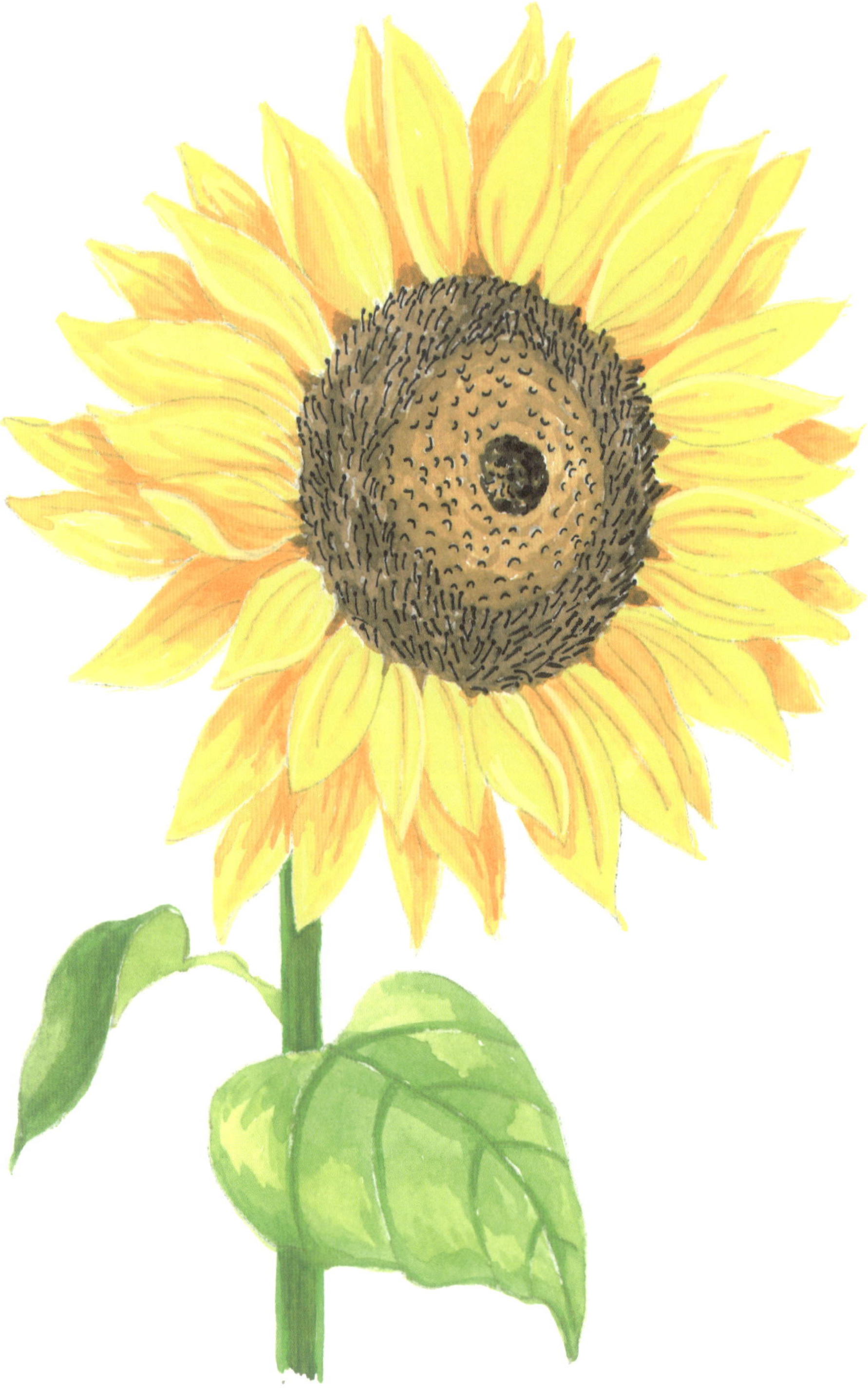

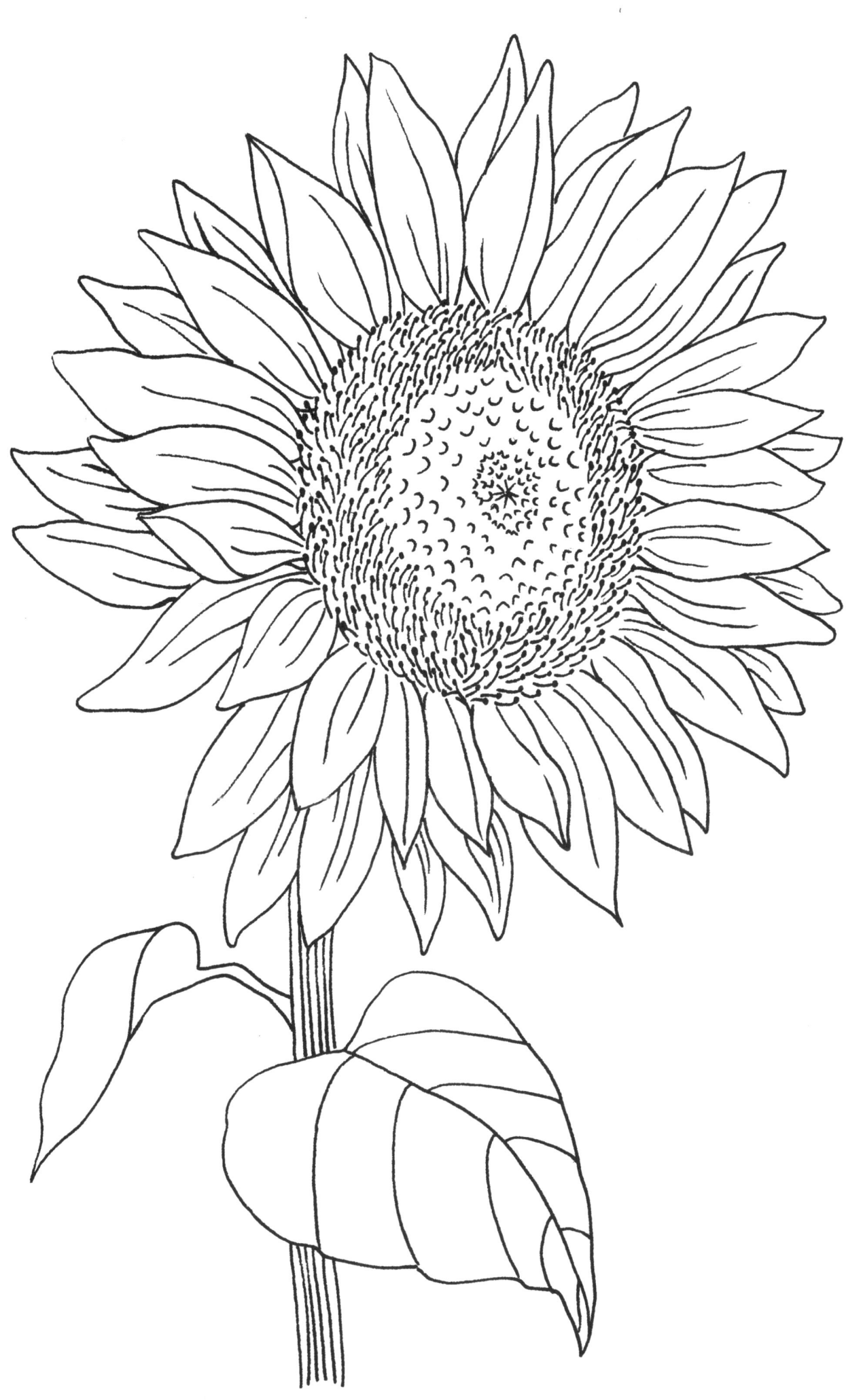

13 원추리

외떡잎식물 백합목 백합과의 여러해살이풀. 넘나물이라고도 한다. 산지에서 자란다. 높이 약 1m이다.

〈꽃말〉 기다리는 마음

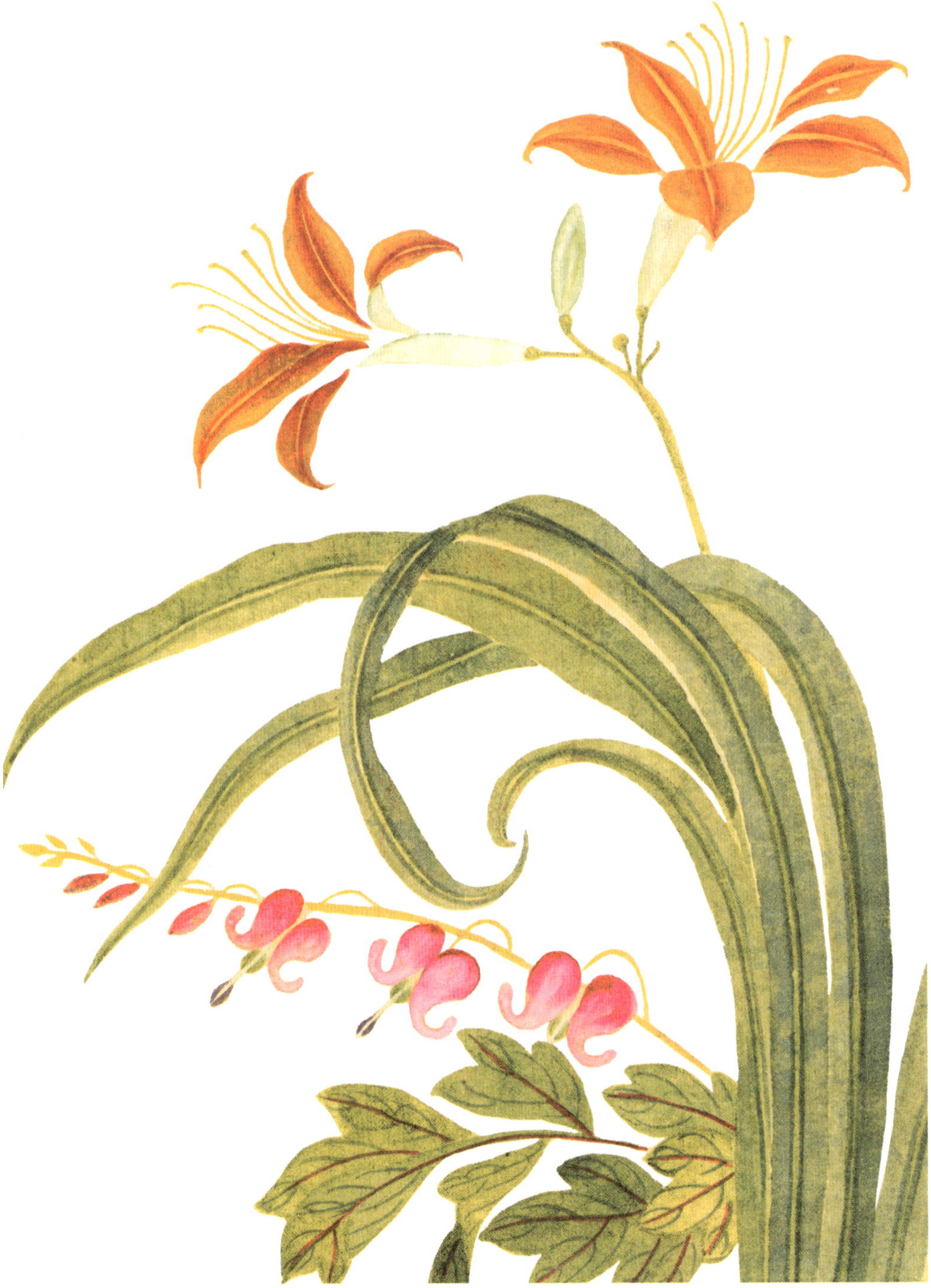

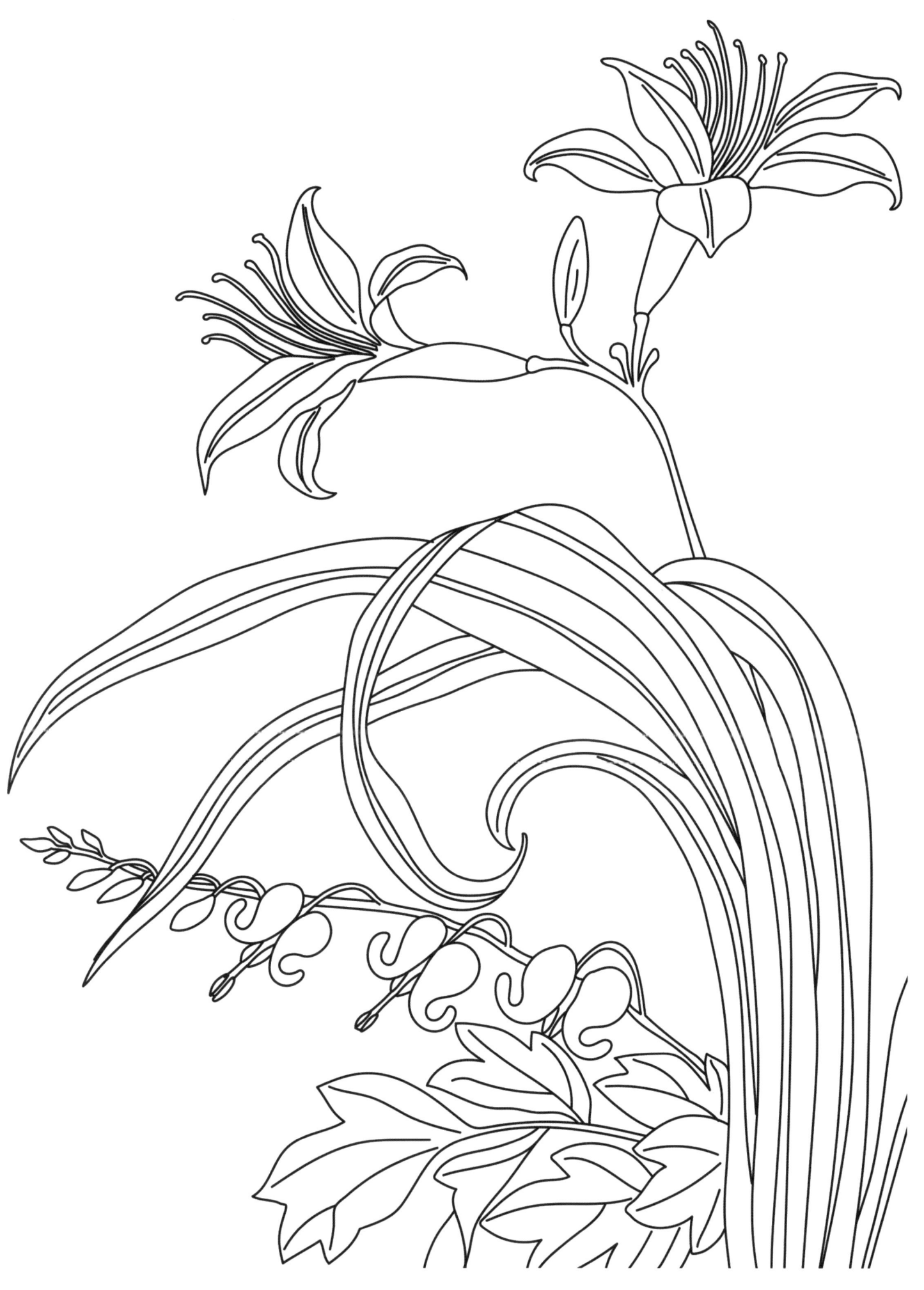

14 진달래

꽃은 4월에 잎보다 먼저 피고 가지 끝 부분의 곁눈에서 1개씩 나오지만 2~5개가 모여 달리기도 한다..

〈꽃말〉 사랑의 기쁨, 사랑의 즐거움

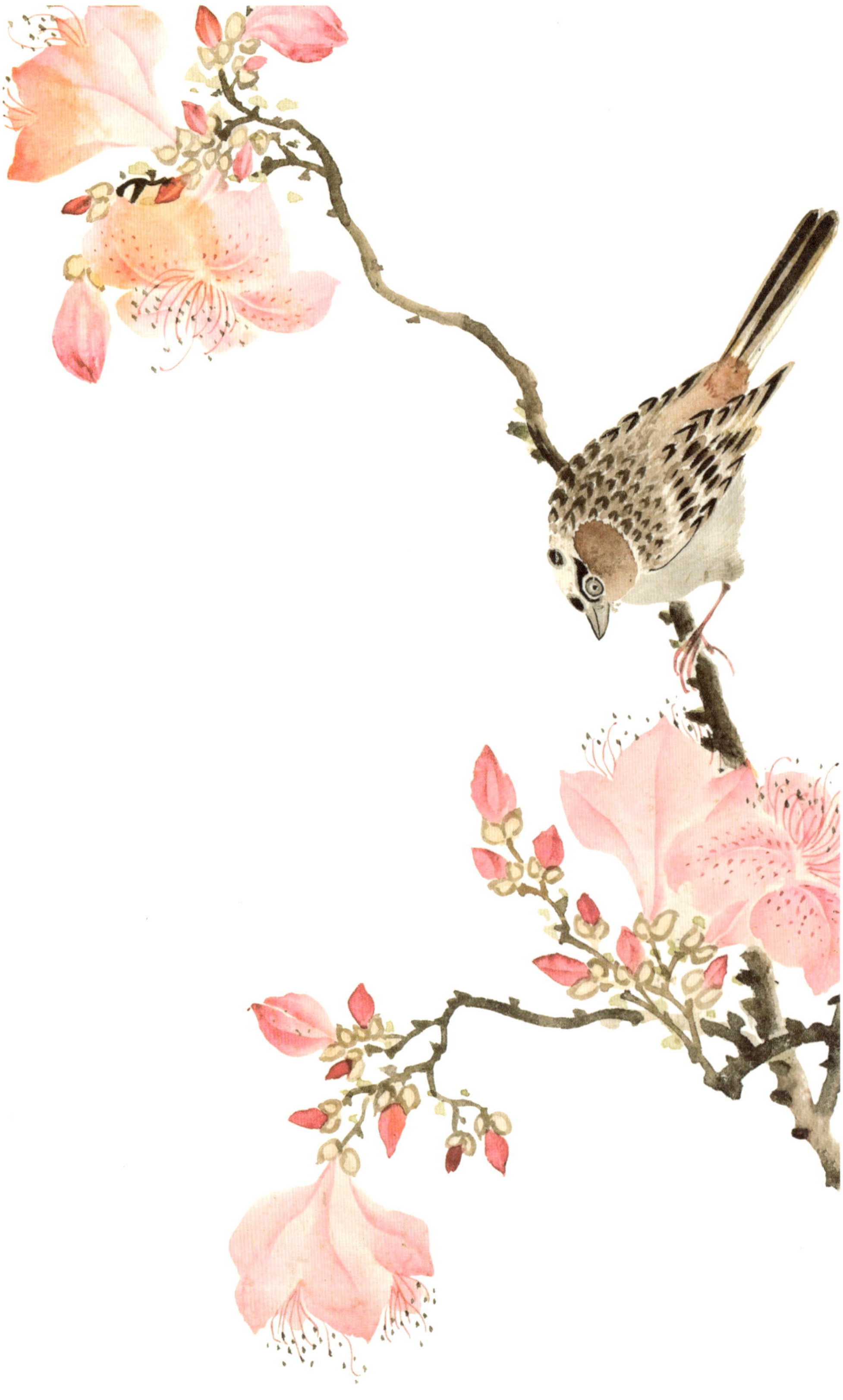

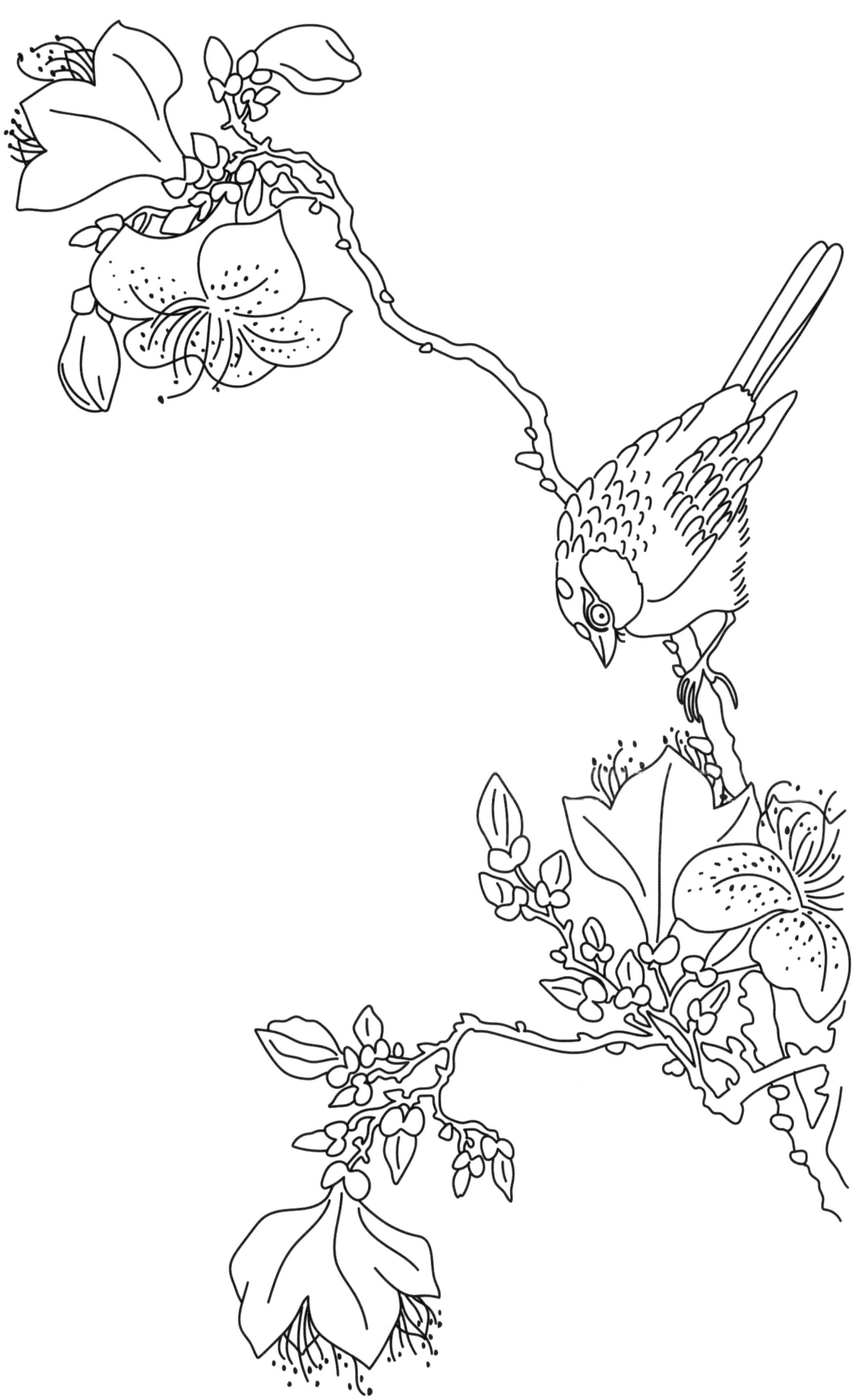

15 패랭이꽃과 국화

꽃은 양성화로 6~8월에 피고 가지 끝에 1개씩 달리며 붉은색이다. 꽃받침은 5개로 갈라지고 밑은 원통형이다.

〈꽃말〉 순결한 사랑, 재능, 거절

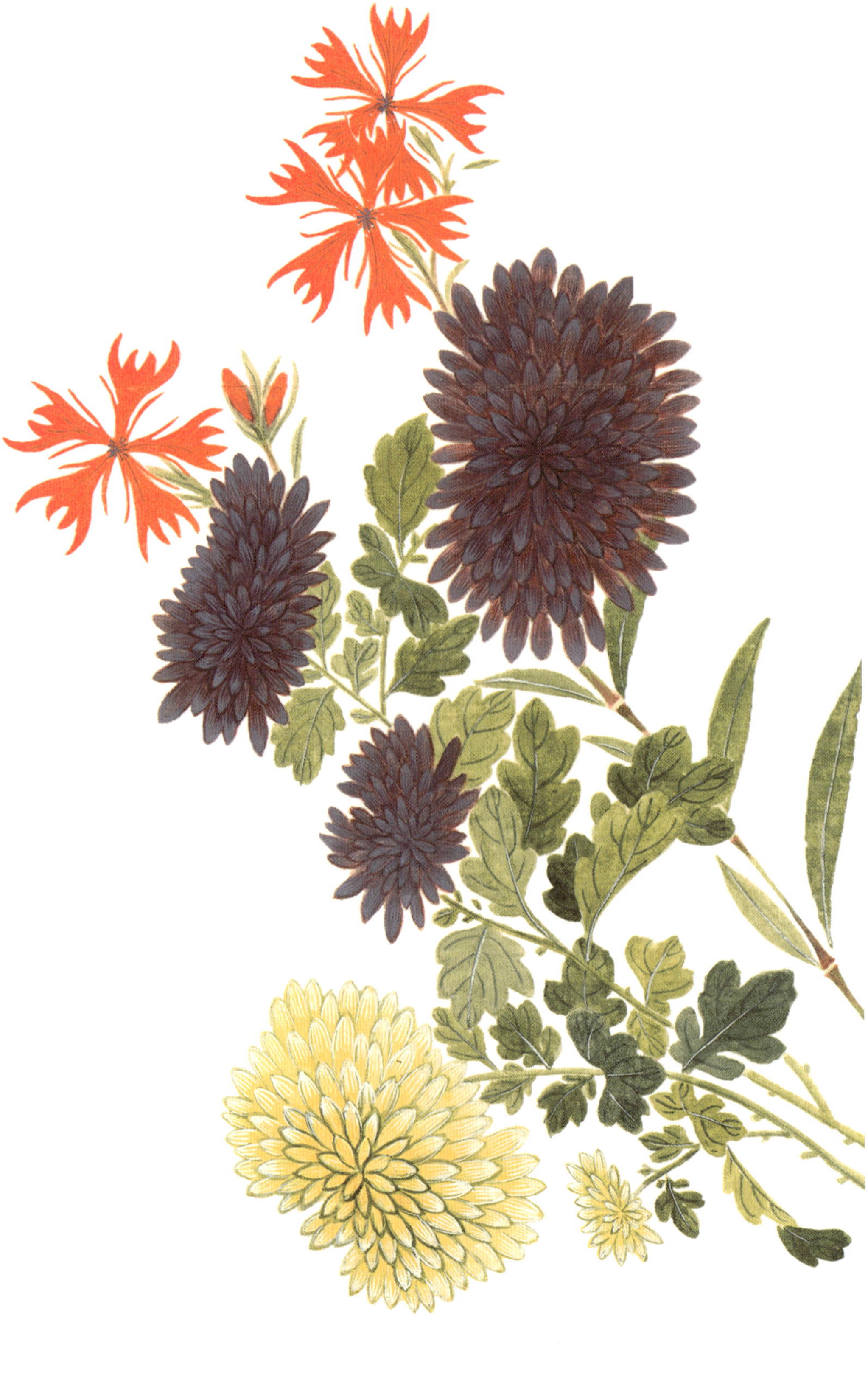

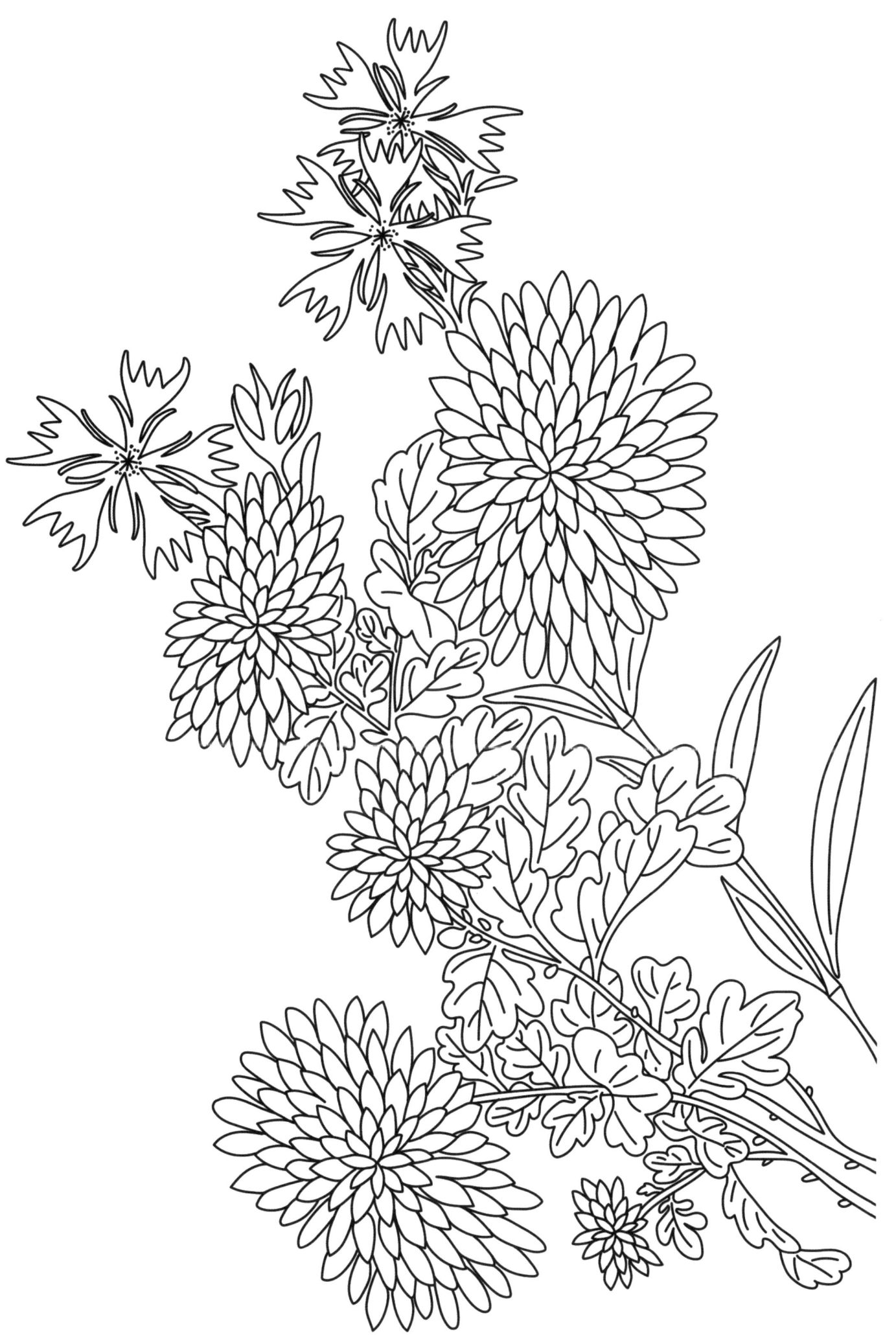

16 황촉규

꽃은 8~9월에 가운데는 자주색 꽃잎은 노란색으로 피는 1년생 풀이다.
〈꽃말〉 유혹, 아름다움 순간

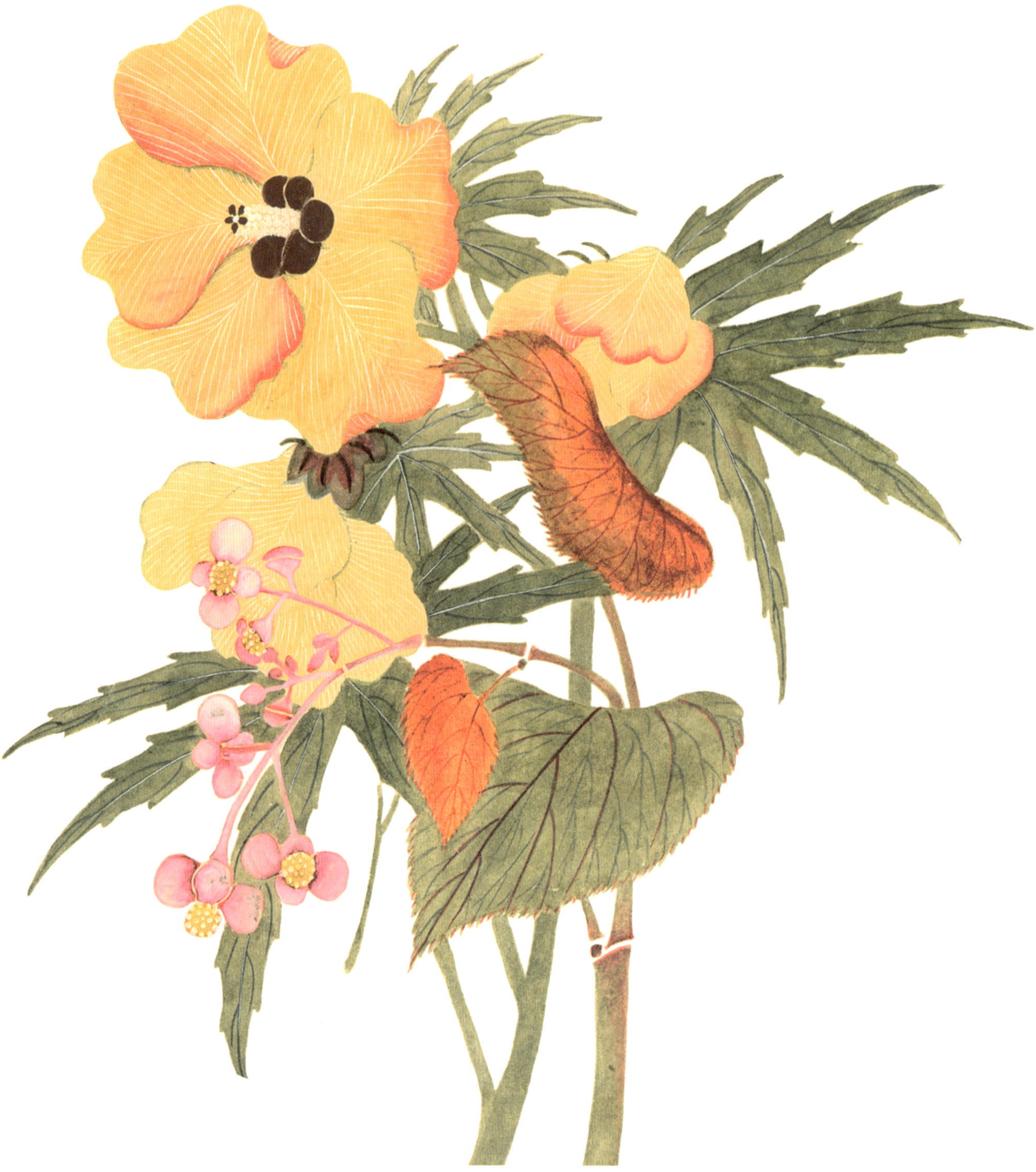

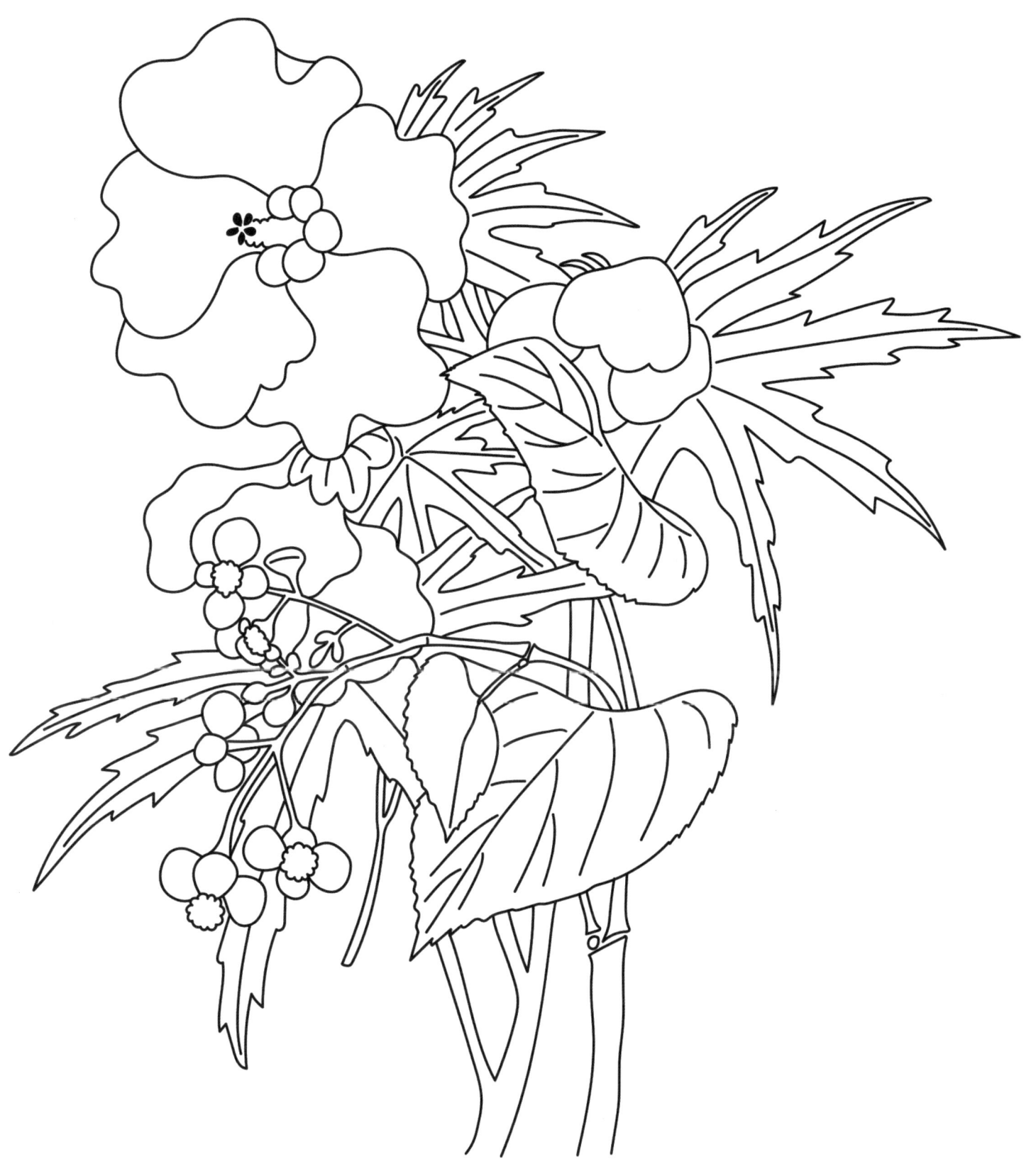

17 미로 찾아가기

♣ 나비의 몸속 미로에서 탈출하세요.

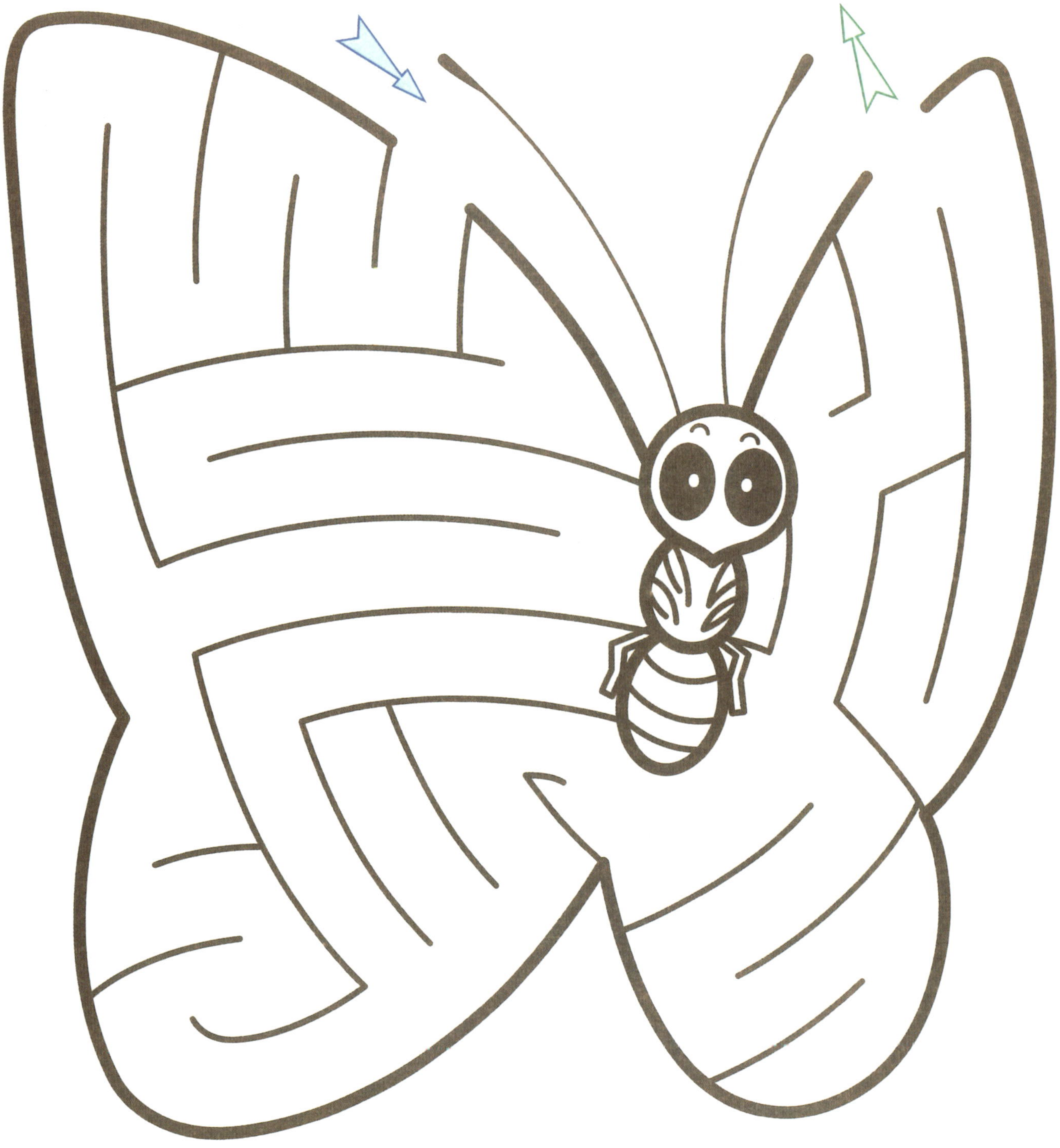

♣ 곰의 몸속 미로에서 탈출하세요.

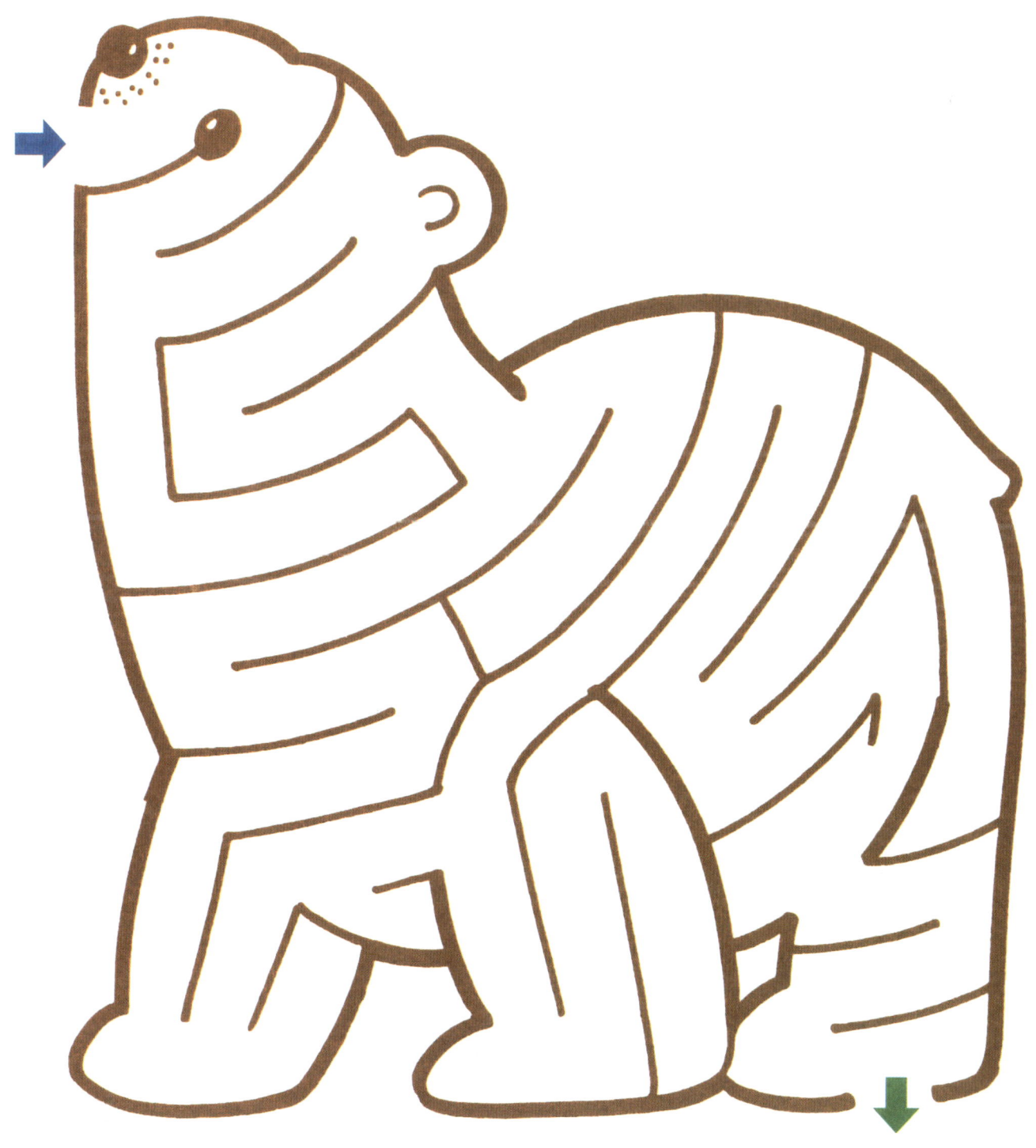

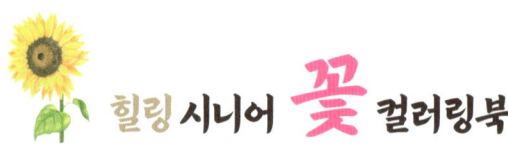

초판 1쇄 인쇄	2024년 8월 10일
초판 1쇄 발행	2024년 8월 15일

펴낸이	윤정섭
엮은이	방정희
펴낸곳	도서출판 윤미디어
주소	서울시 중랑구 중랑역로 224(묵동)
전화	02)972-1474
팩스	02)979-7605
등록번호	제5-383호(1993. 9. 21)
전자우편	yunmedia93@naver.com

ISBN 978-89-6409-149-4 (13650)

✽책값은 뒤표지에 있습니다.
✽잘못된 책은 바꾸어 드립니다.